"十四五"国家重点出版物出版规划项目

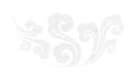

精选海外珍稀中医方书十种校释

张志斌 郑金生／**总主编**

类证普济本事方
类证普济本事方后集

〔南宋〕许叔微／**撰**

张志斌／**校释**

上海科学技术出版社

图书在版编目（CIP）数据

类证普济本事方 ；类证普济本事方后集 ／（南宋）
许叔微撰 ；张志斌校释. -- 上海 ：上海科学技术出版
社，2025. 1. --（精选海外珍稀中医方书十种校释 ／ 张
志斌，郑金生总主编）. -- ISBN 978-7-5478-6914-7

Ⅰ. R289.344.2

中国国家版本馆CIP数据核字第20244RM785号

类证普济本事方　类证普济本事方后集

〔南宋〕许叔微　撰　张志斌　校释

上海世纪出版（集团）有限公司
上海科学技术出版社　出版、发行

（上海市闵行区号景路 159 弄 A 座 9F - 10F）
邮政编码 201101　　www.sstp.cn
徐州绪权印刷有限公司　印刷
开本 787×1092　1/16　印张 15.75
字数 220 千字
2025 年 1 月第 1 版　2025 年 1 月第 1 次印刷
ISBN 978 - 7 - 5478 - 6914 - 7/R·3153
定价：138.00 元

内容提要

本书包括《类证普济本事方》《类证普济本事方后集》两部书。

宋许叔微撰《类证普济本事方》，又称《普济本事方》或《本事方》（相对于《类证普济本事方后集》，以下简称《前集》），凡 10 卷。本书是许氏集平生所验效方，并附以医案，约刊于宋绍兴二年（1132）。《类证普济本事方后集》（以下简称《后集》）刊行在《前集》之后数年。《前集》与《后集》体例相同，皆以所治疾病为纲，下列应用诸方。本次校点所用《前集》之底本，是日本宫内厅书陵部藏，南宋宝祐元年（1253）余氏明经堂刊本。《后集》底本亦是同一版本，坚田氏旧藏，国内几无传本。

《前集》10 卷，以所治疾病为纲，下列应用诸方。书前列"治药制度总例"，将书中常用药物炮制法集中说明，此南宋医书多见之例。其余卷一至七，为内外杂病，如中风、脏腑疾病、虚劳、风寒湿痹、痰饮咳嗽、积聚、疝气、反胃呕吐、喉闭、肿满、脚气、肠风痔漏、金疮痈疽、飞尸鬼注等。卷八、卷九为伤寒时疫，卷十为妇人、小儿诸疾。

《后集》之体例与《前集》同，亦以所治疾病为纲，下列应用诸方。卷一治诸虚进食生气血，卷二治诸积热、诸风等疾，卷三治诸气冷、腰疼、脾胃等疾，卷四治诸口舌牙齿、眼目等患，卷五治诸喘嗽、瘰疬、鼻耳等患，卷六治诸痈疖、水肿气疾、泻痢、大便秘等患，卷七治诸痔疾,卷八治诸打扑伤损、寒疟等患,卷九治诸肠风酒痢、寸白虫及妇人诸疾,卷十治小儿诸疾,并载治诸杂病等方。

本书可供中医临床工作者、中医文献研究者以及中医爱好者参考阅读。

丛书前言

《精选海外珍稀中医方书十种校释》收集海外回归的珍稀中医方书十种，作为十册单行本。

一、丛书中医方书的一般文献状况

中医在古代世界医林中一度走在前列，故其书籍曾不断流传海外，尤其对周边汉字文化圈的国家产生了巨大影响。在古医籍流传过程中，某些书种或版本在国内业已失传，却还留存海外。海外中医古籍回归之事始于清代末年，日本所藏中医古籍首次成批回归故国。清末及随后的数十年间，列强入侵，军阀混战，给中国人民带来深重的灾难，回归工作也陷入停顿。直至 20 世纪 90 年代初，改革开放为抢救回归海外遗存中医古籍创造了条件。大批量的海外中医珍善本古籍回归项目，正式启动于 1996 年，此后的 20 年中，在政府与各级领导的关怀支持下，不断获得各项基金资助。在课题组长郑金生教授的带领下，课题组的文献学学者自日本、欧美等多个国家共回归中医古籍 600 余种。曾于 2017 年由中华书局出版了大型影印丛书，共收子书 427 种，厘为 403 册。影响很大，也很好。但是，此套丛书篇幅过大，一般只适合图书馆或相关单位集体收藏，而不适于中医药工作者及爱好者个人收藏、阅读与使用。

这些回归的中医古籍中，最为精彩的部分就是医方书，其中又以宋代医方书最为光彩夺目。医方书是对中医临床最具有参考指导意义的一个部分，也最适合中医学生及临床医生阅读参考。出于这样的考虑，由上海科学技术出版社提出创意，经与两位主编反复商讨，几经改动，最后确定在海外回归的中医方书中选择了十种医方书，整理校释，形成本套丛书。其中九种为宋金方书，一种为明代方书。

宋代方书中有国内失传黎民寿《黎居士简易方论》、刘信甫《活人事证方》《活人事证方后集》、郭坦《十便良方》等。这些方书中的许多名方曾被后世引用，但书却亡佚。如《十便良方》是南宋著名的方书。作者郭坦，病废二十年。他以折肱之亲历，编成此书。可惜的是该书 40 卷，现仅有两种残本存世，一藏中国（10 卷），一藏日本（31卷）。今本套丛书将复制回归的日本藏本予以影印，与国内藏本互补，除去重复，可得 37 卷，距凑成完璧仅差 3 卷。南宋著名医家许叔微的《类证普济本事方》也有前后两集。其《后集》国内虽也存个别清刊及和刻本，但均质次卷残。本套丛书收入了该书的日藏南宋刊本全帙，使读者能一睹许叔微《本事方》全貌。此外，宋版《杨氏家藏方》（杨倓）、据宋版抄录的《叶氏录验方》（叶大廉）等多种珍稀宋代方书均收入了本套丛书。明代方书《医学指南捷径六书》现存 7 个或各有残缺或各有脱误的版本则更是散在国内外六个不同的图书馆，历经辛难才收集完善。

二、丛书所收宋代方书的共同特点

1. 方剂的来源广泛　丛书中既有引用宋及宋以前的著名医方书所载方子，还有更多来自家传或自制、名医所传，以及民间走方郎中或僧道人等，甚或是民间百姓所用之专治某病的验方。正因为宋代方书存有大量方剂来自各种此前未见记录的各方人士的经验，既实用，又稀见，其方就显得弥足珍贵。如《普济本事方》中的"宁志膏""七珍散"均属于自制方，前方方后注云："予族弟妇，缘兵火失心，制此方与之，服二十粒愈。亲识多传去，服之皆验。"后方方后注云："予制此方，温平不热，每有伤寒、疟疾、中暑，得差之后，用此以调脾胃，日三四服，十日外，饮食倍常。"其"惊气圆"则属家传者，方后注云："此予家秘方也。戊申年，军中一人犯法，褫衣将受刃，得释，神失如痴。予与一粒，服讫而寐，及觉，病已失矣。"

又如《叶氏录验方》所记录的有名方，大多注明方剂来源，来自有姓名或职务者近百人，每人或仅一二方。地点涉及江东、江南、绍兴、衢州、明州、池州、建州、舒州、南阳、四明、沙河等地。来自同僚官员者，大多以职务相称，如魏丞相、颜侍郎、秦侍郎、徐侍郎、李侍郎、江谏议、任少卿、赵少卿、范知府、叶知县、沈给事、仇防御、牛主簿、边学谕等；来自为医者，大多以"医"相称，如许尧臣、医官王康、医官杜壬、王医师、柴医、于医、小石医、河塘余医、高医等；来自释道人士者，如衢州医僧慧满、孙道士、江南龙瑞长老、江道人、罗汉长老、黄衣道士、紫微山道士吕玄光等；来自民间医生者，叶氏称之为"郎中"，如绍兴王郎中、刘郎中、池州王郎中、舒州列郎中、郎中于革、于郎中、高郎中、蔡郎中、明州黄郎中、柴郎中、包郎中、张郎中等。

《黎居士简易方论》中也记载有：李参政银白散、姜侍郎乌龙丹、刘侍郎治耳顺方、郭都处萎连圆、方魏将使青娥圆、高太尉感应圆、张武经大明圆、石大夫思食大人参圆、外公蔡医传秘方冲和散、王医师方固荣散、外舅蔡医传秘方九宝饮子、钱大师黄连汤、蔡医传方丁公明治耳聋等署有传人职务名姓称谓的方剂。

2. 重视丸散等成方的使用　但是，这显然并非一般所理解的成药——一药治多病，宋代方书非常考究用"圆""散""丹"的用法，除了常用的米饮、温酒、薄醋、淡盐水、枣汤等之外，常会根据不同的病种及病情，对服用法提出特殊的要求。正是服用方法的不同，可为多病多用，多证多用。

如《黎居士简易方论》中治疗风证的大通圆，方后服药法说：

卒中不语，口眼㖞斜，左瘫右痪，煨葱酒下。伤风头疼，夹脑风，生葱茶下。四肢、头面虚肿，炒豆淋酒下。风热肿痛，生姜薄苛汁同调酒，送下。胸膈痰实，眩晕昏闷，腊茶清下。浑身瘾疹，蜜汤下。下脏风攻，耳内蝉鸣，煨猪腰子细嚼，温酒送下。腰疼腿痛，乳香酒下。风毒攻眼，冷泪昏暗，菊花茶下。干湿脚气，木瓜酒下。妇人血气攻刺，当归酒下。血风疼痛，醋汤下。

又如《叶氏录验方》中的"积药麝香圆"，方后附了 28 种不同加减治疗不同的病症：

男子劳疾，猪胆酒下；女人膈血，桂心酒下；翻胃，随食下；冷痃癖气，姜汤下；腰膝疼，醋汤下；咳嗽，皂角汤下；下元冷秘，汉椒汤下；血块，京三棱酒下；女人四季宣转，醋汤下；死胎在腹，桂末一钱，水银少许，热酒调下；小儿惊风，干蝎汤下；十般水肿，大麦同甘遂汤下；寒疟，大蒜汤下；风气痔疾，炒黑豆淋汁下；霍乱，井花水下；寸白虫，芜荑汤下。蛊毒，糯米同羊乳酒下；肌肤燥痒，荆芥汤下；中风口眼㖞斜，羊骨煎酒下；脾中冷积，干姜汤下；四季宣导，冷茶清下；顽麻风，童子小便和酒下；阳毒伤寒，麻黄煎汤下；阴毒伤寒，暖酒下；心痛，木瓜酒下；打扑，蟹酒下；大便不通，冷茶下；久痢，甘草汤下；女人血气，艾醋汤下；产后诸疾，热酒下；一切疮肿，黄耆汤下；小儿疳气，黄连汤下；小肠气，炒茴香汤下；血气潮热，当归酒下。

《魏氏家藏方》的"加减大橘皮煎圆"，其方后服药法则根据所出现的不同见证，采用不同的服药法：

饮食减少，用丁香、附子煎汤下；胸膈不快，丁香、茯苓、干姜、白术、甘草煎汤下；大便作泻，豆蔻、附子煎汤下；心气不足，睡卧不寐，茯苓、附子煎汤下；受寒邪，姜、附煎汤下；小便多，茴香、盐、附煎汤下；虚冷腹疼，茱萸、附子煎汤下；大便泻血，缩砂、附子煎汤下；口吐涎沫，津液稠黏，痰饮恶心，川乌、附子、南星煎汤下。

3. 讲究方剂中药物的炮制　如《叶氏录验方》所载的方剂，都十分讲究所用药物的炮制方法。虽然，在书前并无关药物炮制的总论，但在正文中，几乎在每一味药后面都会不厌其烦地加上炮制方法。比如，具有补益作用的"双芝圆"，药后的炮制方法，以及药丸的制作方法，均非常讲究。

熟地黄壹两半，酒浸壹宿，再蒸伍柒次，火焙　麦门冬去心，汤浸壹宿[1]，焙干　鹿茸肆两，切作片子，酥炙黄　鹿角胶半斤，切成块，慢火用麦麸炒成珠子　覆盆子去枝杖，净者秤贰两，火焙干　肉苁蓉酒浸，贰两半，细切，火焙干　五味子去枝梗，净者秤贰两半，火焙干　天麻贰两半，细切，火焙干　黄耆陆两，蜜涂炙黄色，单碾细，取粉肆两，入众药　山茱萸贰两半，细切，火焙干　干山药贰两半，细切，火焙干　秦艽去芦头，壹两半，细切，火焙干　人参去芦头，贰两半，细切，火焙干　槟榔贰两，湿纸裹，慢火内煨熟，去纸，细切　沉香壹两，细剉，末，入众药末　麝香半两，别研细，入众药

右件同一处为细末，后入麝香拌匀，醇酒一半，白蜜一半，煮面糊为圆如梧桐子大，文武火焙干，候冷，于磁器内收贮，不得犯铁器。每服伍拾圆，加至陆拾、柒拾圆，空心温米饮下。

书中的药物经常通过不同的炮制方法，使功效得到更加合理的应用或毒性得到更为有效的控制。如赚气元，主治小儿腹胀如鼓，气急满闷。方用萝卜子、木香组成。其中，萝卜子用巴豆一分拍破，同炒黑色，去巴豆不用，只用萝卜子，以增强萝卜子消积除胀之力，又不至于像直接使用巴豆那样下泄作用猛烈。

如《普济本事方》在卷前专设《治药制度总例》一篇，记载了常用药物60种的炮制方法。如：

菟丝子：酒浸，曝，焙干，用纸条子同碾，即便为末。

半夏：沸汤浸，至温洗去滑，换汤洗七遍，薄切，焙。

乳香：挂窗孔中风干，研，或用人指甲研，或以乳钵坐水盆中研。

天雄、附子：灰火炮裂，去皮、脐用。

4. 方剂都比较简单实用　虽然这些方书也有炮制讲究的大方、复方，但更有大量简单易行的小方、单方。如郭坦的《十便良方》在每一病类之下，还有一种特有的分类，即分作三种：单方、简要方、群方。郭氏最为重视的是单方，其次为简要方，最后才是群方。其书明确

---

[1]　去心，汤浸壹宿：原作"汤浸去心壹宿"。今据本书其他方剂麦门冬炮制法乙正。

规定:"自一件至两件谓之'单方',居前;自三件至五件谓之'简要方',居中;自六件至十件或十一二件谓之'群方',居后。"也就是说,这三种方根据药物数加以区分,越是简单的方,越是放在最前面,以便采纳运用。

这些方书中常常会附出治疗验案来验证方子的效应。如《黎居士简易方论》中记载了常子正中丞曾用有效的"吴仙丹",仅由白茯苓、吴茱萸两味药组成,"治痰饮上气,不思饮食,小便不利,头重昏眩"。方后记载了常中正治验医案:

中丞苦痰饮,每啖冷食饱,或晴阴节变,率用十日一发,头疼背寒,呕吐酸汁,即数日伏枕不食,如《千金》大五饮元之类皆不效。宣和初为顺昌司录,于太守蔡公安持达道席上得此方,服之遂不再作。每遇饮啖过多腹满,服五七十元,不三两时便旋已作茱萸气,酒饮随小水而去。前后痰药甚众,无及此者。

5. 具有重要的文献价值,记载了稀有的宋代文献资料,更为宝贵的是还存有现今已佚的医书 本套丛书所收方书的文献价值,首先在这些方书本身具有不可替代的特点,它们一经问世,便受到重视。例如明代官编的大型方书《普济方》,就十分重视引用《十便良方》。《普济方》中明确标注"出《十便良方》"的方子,达386处之多。如果现代未能将这些方书流传下来,将是一个极大的遗憾。

当然,它们的文献价值还不仅仅限于方书本身,非常值得注意的是,这些医方书的资料来源。例如《十便良方》郭氏在卷前的"新编古今方论总目"中,列举了该书引用的66种书名。虽然,这些引书并不意味着是作者亲见之书,有的书可能转引他书而来(如《外台秘要》《证类本草》等)。但也有该书所载的宋代医书不见于古今书目所载。例如《琴心居士方》、江阳《卫生方》、胡氏《总效方》、《郭氏家藏方》等。其中《郭氏家藏方》有可能是作者自家的藏方。因此,该书对考察宋代医药文献也具有一定价值。

《黎居士简易方论》也记载了多种已佚医书的佚文。如:临安府推官章谥《养生必用方》（或称《养生方》《必用方》）、霍喆夫（定斋）《类证治百病方》（或称《治百病方》）、南宋张松《究原方》、余纲《选奇方》（《前集》10 卷，《后集》10 卷。今残存《后集》4 卷，《前集》早佚）、《资寿方》等都是现今已不能见到原书的医方书。

三、金末赵大中《风科集验名方》的相关说明

《风科集验名方》是国内失传的精品中医方书，为专科疾病的专门著作。今唯有元刊本存于日本静嘉堂。书中存方 1979 首，版本精良，内容丰富。此书因是私家收藏，至今还从未允许影印出版过，故见到此书者亦甚少。经日本友人帮助，我们递交专门申请，始得准予校点出版的机会。该书资料极为丰富，很受学界重视。

1. 此书版本稀见，流传极为不易 《风科集验名方》现唯有元刊本存于日本静嘉堂。自 1306 年该书首刻之后，未再见有翻刻本，故此书传世极少，现在更是孤本仅存。此书传世可谓是一波三折。最早由金国北京太医赵大中奉敕编修。但因遇上"金乱"，也就是金国遭到蒙古、南宋联合进攻之时（1234 年），赵大中怀着书稿，逃遁于吴山。当时儒医赵子中传习赵大中之书，却未能让该书得以运用与传播。

1236 年，道士赵素在荆湖间（今湖南、湖北等地）得到了该书，并把他带到了元蒙所辖的恒山（在今河北曲阳西北）。赵素，字才卿，号心庵，河中（今山西永济一带）人。家世业儒，而通于岐黄之学。赵氏为全真教道士，云游天下 30 多年，通晓各地不同民族的医药知识。丙午年（1246），蒙古特赐皇极道院给赵素，并赐号"虚白处士"。赵素不仅有很高的儒学素养，也精通医学，因此在元蒙初期道教兴盛之时，他很受朝廷的恩宠。虽然此如，他也未能将此顺利付梓。赵素晚年之时，将他的两本书授予从小追随他学医的湖广官医提举刘君卿。其中有医书《风科集验名方》。身为湖广官医提举的刘君卿，很想刊刻其师所传的两本书。为此，他在元贞丙申（1296）到左斗元所住的沙羡（今湖北武昌一带）寓舍，向他出示了赵素的《风科集验名方》，请左氏帮助校雠。左氏慧眼识珠，在他的努力下，终于使此书刊刻行世。

2. 此书汇聚了金元数位著名医家的经验精华　《风科集验名方》的原作者是金末北京赵大中，他是一位医学造诣颇高、深得皇家信任的太医。此书的质量很高，曾被覃怀儒医赵子中作为教科书传习。传到元代博学多才的赵素手中，他经常运用其中的知识治疗各种风疾，并将耳闻目见、得效取验的治风医方，补入《风科集验名方》，分作十集。今该书所载的"赵虚白论"，即赵素补缀的个人论说。赵素晚年将《风科集验名方》交给学生湖广官医提举刘君卿。刘氏医术高明，也得益于他研习试用此书。刘氏为了完成老师出版此书的愿望，将此书交到左斗元手里。左氏精通医学文献，长于医书校雠与编纂。他花了两年的功夫，取《素问》《灵枢》《难经》《中藏经》《诸病源候论》《千金方》《外台秘要》《太平圣惠方》《和剂局方》《三因方》《医说》等书，以及南北经验名方，并《说文》等字书，逐一参订。正伪补脱，削复改错，增补阙疑。他使原本单纯的医方书，一变而为理论、医方俱富。此外，他又把"古今圣贤名医治风药品、治理制度、动风食忌"三个主题的资料编辑成书，列于书前。左氏于大德二年戊戌（1298）完成了该书。

3. 此书同时还具有重要的文献意义　该书最后集成于元大德间，是时因长期南北隔绝，金元与南宋医学交流尚不普遍。但该书除引用宋以前诸名著之外，还首次大量记载了金元、南宋的主要著作。金元医家主要收录了刘守真《宣明论》《病机保命集》、张元素《儒门事亲》等，南宋医家则有陈无择、陈自明、王硕肤、许叔微、郭稽中以及医书《究原方》等。此外还集录了刘元宾《神巧万全方》、杨氏《拯济方论》、《本草图经》、《医林方选》，以及寇宗奭、庞安常等名家的有关论说。有些引用的人名少为人知，如水月子、药隐老人等。书中还有少数赵素（虚白）补入的条文，每多治疗经验之谈。

该书为专科疾病的专门著作，对了解我国古代对风科疾病的认识和治疗经验具有重要的意义。此外，由于该书引用了众多元以前医书资料，因此，对研究宋金元医学发展，乃至辑佚古医书，具有较高的文献价值。

四、明代徐春甫《医学指南捷径六书》的相关说明

为什么要在具有九种宋代方书的丛书中加入一种明代方书？这是考虑到此书的价值及集成完本之不易。

1. 此书有较高的学术价值 《医学指南捷径六书》（简称《捷径六书》）的作者徐春甫，乃明代著名医家。他在京师担任太医院吏目，是我国最早的医学学术团体组织者与发起人，他编纂了对后世很有影响的《古今医统大全》《捷径六书》等医书，在学术上有很大的造诣。不仅如此，徐春甫还是一个胸襟宽阔、格局很大的人。作为方书来看，其《捷径六书》最有价值的两种是《二十四方》与《评秘济世三十六方》（简称《三十六方》）。

《二十四方》是徐春甫授徒所用。据其弟子江腾蛟跋中说："医方之浩繁，而用之者苦无要……如涉海无津。于是徐老师出所集二十四方以示小子，受而细阅之，何其简易，详而且明，诚为医家之纲领也。"所谓"二十四方"并不是24首方剂，而是指24类治法的代表方。所以该子书在初刻本中又有"医家关键二十四方治法捷径"之名。这24类方法名目为：宣剂、通剂、补剂、泻剂、轻剂、重剂、滑剂、涩剂、燥剂、湿剂、调剂、和剂、解剂、利剂、寒剂、温剂、暑剂、火剂、平剂、夺剂、安剂、缓剂、淡剂、清剂。每类之下，又出一个或数个药方，详述每方的功效、主治、方组、服法、加减。各方内容齐备，提纲挈领，以少胜多，非常适合临床使用。为了方便记忆与使用，徐氏又专门编撰了"二十四剂药方歌括"，再用歌括的形式归纳上述的内容，以便初学者能很快入门。

《三十六方》是徐春甫个人用方最为珍秘的一部分内容。在封建社会中，秘方往往是取效、致富的捷径。徐氏讲述了两个靠秘方发财的例子。如黄连紫金膏：

京师吴柳泉者，制黄连紫金膏一药，点热眼极有效。海内寓京师者，无不求赎，日获数金，辄成富室。盖方药贵精不贵多，从可知矣。

但徐"每厚赂求之"则并非为了发财，而是"用梓以公天下"。他

认为"医不必禁秘，但能体仁。精制一方，名出便可。救贫于世世，胜如积金以遗子孙，而亦不必以多方为贵"。此外，徐氏的观点是用药贵简而有效："药味简而取效愈速，药品多则气味不纯，鲜有效验。"

《三十六方》收方36首，另有补遗经验方4首，合计40方。据保元堂本、金鉴本的眉批，40方可分为如下几类：徐氏自家效方（眉批作"保元堂方"，计有10首）、诸家名方（计有18首）、秘传方（计有5首）、经验方（计有5首）、未明来源方（计有2首）。各方均详细介绍方剂组成、制备及服用法，并加以评论。最后是一张药店仿单，上书"新安徐氏保元堂"某某方，后列主治、服法用量等。与一般药店的药目相比，这部分内容最有特色的是评论。这些仿单说明，《三十六方》乃徐氏自家药店出售药品的处方。

《二十四方》和《三十六方》是徐氏成名及得利的重要内容，是徐氏育人与为医的看家本领，本是非常私密的，徐春甫却将之公之于世，因此倍显难能可贵。

2. 此书版本杂出，散在各地，收集相对完善的全本非常不易　现今国内外所存的《捷径六书》版本总共有以下几种：① 日本大阪府立图书馆藏本《医学指南捷径六书》（以下简称"指南本"），共4册，6卷，每卷为一种子书，按"阴阳风雨晦明"为序，计有：《内经正脉》《雷公四要纲领发微》《病机药性歌赋》《诸证要方歌括》《二十四方》《评秘济生三十六方》，凡六种。《（大阪府立图书馆藏）石崎文库目录》著录该书为"明万历二四年跋刊本"。该本印刷质量不高，漫漶缺脱处甚多。为寻求对校本，笔者访察了至今所能见到的我国国内各种明刻残本及抄本，订正补充了指南本之不足，同时也调查清楚了该书的版本源流与传承关系。② 北京中医药大学藏本2册，残存卷三至卷六（共4卷）。经核对，该本与日本大阪所藏乃同一版木所印。卷六之末有"万历丁酉岁季秋月书林刘双松氏重梓"记载，因此可以断定"指南本"乃书林刘双松重刻于万历二十五年丁酉（1597）年。该本字画清晰美观，当为刘双松重刻本的初刊本。该本可以弥补指南本后4卷漫溷缺脱之处。③ 中国医学科学院藏清抄本，残存卷五、卷六。其末亦有"万历丁酉岁季秋月书林刘双松氏重梓"，故来源同上。④ 江西中医学院（今江西中医药大学）藏清抄本，残存卷一、卷二。书名《医学指南捷径六书》，故亦属"指南本"系统。⑤ 安徽省图书馆（721）藏有两种名称不同的明刻本残本。其一，安徽省图书馆藏的明刻《医学入门捷径六书》，2 册。该本仅存子书 2 种（每种订为 1 册），蠹残较多。上册之首有"万历丙戌（1586）"徐春甫的"医学捷径六书二十四方序"，序后有"祁门徐氏保元堂刊"牌记（以下简称"保元堂本"），可见该本乃是徐春甫的家刻本。下册卷首残，从内容来看，乃是子书《评秘济生三十六方》。其二：安徽省图书馆藏的《医学未然金鉴》（以下简称"金鉴本"），1 册。该书内容就是《医学捷径六书》中的《二十四方》与《评秘济世三十六方》两种子书。各子书之首无卷次序号，但依次标以"晦集""明集"。该本版式与保元堂相同，刻工亦同，而"未然金鉴"四字及校定人署名等明显系剜补。⑥ 长春中医药大学图书馆藏《古今医学捷要六书》（又称《医学捷要六书》，此后简称"捷要本"）六卷，该本的版式、纸张等均属明刻本。经仔细比对，但其全书基本特点同于刘双松本，如卷次、卷名、各卷首责任者署名均相同，可见是以彼本为底本。此本字体娟秀，字迹清晰，只是错字、脱字较多。6 个版本大约可区分为保元堂本、金鉴本、指南本、捷要本等四个版本系统。

收集此书现存而散在于国内外的 6 个图书馆的全部 7 个版本，虽然花费的精力与财力甚大，但能将明代名医徐春甫的代表作之一整理出一个相对精善的本子以飨读者，以免别的学者耗时费力重走我们艰难的访书之路。对此，我们甚感欣慰。

五、关于本套丛书的编写及校释的相关说明

本套丛书各部子书，均包括以下内容，书名、作者、校释者、校点说明、前言、各书原序言、目录、正文等。其中校点说明，除第一条简要说明各子书版本之外，其他各条均为全套丛书统一规范。前言则详细介绍各子底本的版本及流存情况，作者及成书情况、本子书的内容与特色，以及相关本子书的校释说明。

本次校点所用各书，若有不同版本存世，则经过比较，选择最佳版本作为底本。其他版本则作为校本。若属存世孤本，没有其他版本可资对校，凡遇疑误之处，多处采用他校的方法。如追踪其书所引原书，或比较同期其他方书同名同组方，或比较后世所引其书之引文，等等，尽量给出脚注，为读者提供参考。

另外，若原书的目录与正文有差异，如方名不同，一般根据正文修改目录。若正文方名有明显错误，则据目录修改正文。如目录中有标题，而正文没有的内容，将目录标题删除。凡修改处，一律加脚注予以说明。

张志斌　郑金生

2024 年 2 月

前　言

宋许叔微撰《类证普济本事方》，又称《普济本事方》或《本事方》（相对于《类证普济本事方后集》，此后简称"《前集》"），凡10卷。本书是许氏集平生所验效方，并附以医案。约刊于宋绍兴二年（1132）。据《类证普济本事方后集》（此后简称《后集》）卷六"治诸水肿气疾·补药方"下载："余初出《本事方前集》，尚有此《后集》二帙，初深秘之。今见《前集》已盛行于世，此《后集》今亦略传一二。仁者使天下皆得跻尽天年，毋罹枉殁云。"是知《后集》之刊行在《前集》之后数年。《前集》与《后集》体例相同，皆以所治疾病为纲，下列应用诸方。

一、作者与成书

许叔微，字知可，真州白沙（今江苏仪征）人。约生活于北宋元丰三年至南宋绍兴二十四年（1079—1154）。幼年11岁时，连遭家祸，父以时疫，母以气中，百日之间，父母双亡。及长，许氏深感医道之重要，在习儒同时，刻意方书，誓欲以救物为心，志在活人，而不求其报。其医术之精湛、医德之高尚，颇受时人嘉许。《伤寒百证歌·张郊序》中说："建炎初，剧贼张遇破真州，已而疫疾大作，知可遍历里门，视病与药，十活八九。"绍兴二年（1132），53岁的许氏考中进士，任集贤院学士，故人称"许学士"。

许氏对《伤寒论》研究颇深，云："论伤寒而不读仲景书，犹为儒而不知有孔子六经也。"其伤寒著述甚众，传世者有《伤寒百证歌》

《伤寒发微论》《伤寒九十论》《仲景脉法三十六图》等书。晚年汇粹平生所用验方及医案，整理而成《类证普济本事方》（简称《本事方》）10卷、《类证普济本事方后集》10卷。

二、《普济本事方》现存本及卷帙构成

该书首见南宋陈振孙《直斋书录解题》著录。此后《宋史·艺文志》等均予著录。据日本《宋以前医籍考》所载，该书有南宋乾道刊本残卷、淳熙刊本转抄本及宝祐刊本存世。宝祐刊本有《类证普济本事方》10卷、《类证普济本事方后集》10卷。

《前集》流行较广，国内现存全本虽多，然均为清代刻本，宋刻本仅有一部残本（存卷一至卷五）。我们在进行海外中医珍善本调研时，发现日本宫内厅书陵部藏有南宋宝祐元年（1253）余氏明经堂刊本之完本，并将其复制回归。该部馆藏书目著录《类证普济本事方》（书号403-46）为元版[1]。然《经籍访问志》《宋以前医籍考》均以此为宋椠[2]。将此本与宫内厅书陵部所藏宋宝祐本（书号558-1）核对，二者《后集》之"建安余唐卿宅刻梓"牌记略异，然正文完全同版，当为宋刊无疑。该书目录后、卷首尾有藏书印记："绒造""弌鸟""回春堂"。《经籍访古志》谓"此本宽政中京医坚田绒造所献"，故此数印当为坚田氏所钤。此本宽政（1789—1801）前为坚田绒造所藏。另有"御府图书"印，当系入藏日本皇室图书寮时所钤。此图书寮即今宫内厅书陵部之前身。

《后集》在国内已经失传，甚至在国内明清诸家书目均未见载，可见失传已久。直至民国时期，方有从各种途径回抄的本子出现。1923年，裘庆元（吉生）编辑《三三医书》，收入《类证普济本事方续集》十卷，即此《后集》。我们同样是在进行海外中医珍善本调研时，发现日本宫内厅书陵部亦藏有南宋宝祐元年（1253）余氏明经堂刊本之

［1］日本宫内厅书陵部：《和汉图书分类目录》，东京：宫内厅书陵部，1951：1485.
［2］日冈西为人著，郭秀梅整理：《宋以前医籍考》，北京：学苑出版社，2010：724-725.

《后集》完本，并将其复制回归。

此《后集》之著录及在日本之流传，丹波（多纪）元坚记之甚详。其文见于《类证普济本事方后集》跻寿馆藏书之末。该本今亦藏日本宫内厅书陵部（书号 558-1），书末载元坚题识云：

《本事方后集》十卷，《宋史》著录。以后明清诸家书目并不见其名。乾隆《四库全书》亦漏载之。则彼土蚤失其传者无疑矣。此宋椠本旧系于怀仙后人越智龢庵正贞所藏。龢荼先世遗书甚伙，皆传保不失。但是书以后日所获，而余垂涎不已，割爱以见馈。余狂喜，不知所譬。以龢庵究心本草，乃描明人贞白先生听松图幅于插架中，以为瓜报焉。盖南宋名医以许学士为冠，况此实罕觏之秘籍，岂可不什袭宝重耶！前方宋椠，浪华木世肃尝献之于医校，惜亟为祝融氏所夺。然安知世别有其本，而他日得华剑复合，余刮目而俟之。嘉永辛亥花朝丹波元坚识。

嘉永辛亥（1851）之前，日本京医坚田绒造于宽政（1789—1801）献《本事方》前后集于御府，此事元坚尚未知也。元坚所得本来自怀仙阁，与坚田绒造所藏本乃同一版本，此二本皆已复制回归。然另本元坚书后题识全文则收入此"前言"中，不没其爱书惜书之情。

三、《普济本事方》的内容与特色

《前集》10 卷，以所治疾病为纲，下列应用诸方。书前列"治药制度总例"，将书中常用药物炮制法集中说明，此南宋医书多见之例。其余卷一至卷七，为内外杂病，如中风、脏腑疾病、虚劳、风寒湿痹、痰饮咳嗽、积聚、疝气、反胃呕吐、喉闭、肿满、脚气、肠风痔漏、金疮痈疽、飞尸鬼注等。卷八、卷九为伤寒时疫，卷十为妇人、小儿诸疾。

《后集》之体例与《前集》同，亦以所治疾病为纲，下列应用诸方。然其各卷名目更为简洁。卷一治诸虚进食生气血，卷二治诸积热、诸风等疾，卷三治诸气冷、腰疼、脾胃等疾，卷四治诸口舌牙齿、眼目等患，卷五治诸喘嗽、瘰疬、鼻耳等患，卷六治诸痈疖、水肿气疾、泻痢、大便秘等患，卷七治诸痔疾，卷八治诸打扑伤损、寒疟等患，卷九治诸肠风酒痢、寸白虫及妇人诸疾,卷十治小儿诸疾,并载治诸杂病等方。

(一)方剂实用,来源广泛

此书《前集》《后集》的方剂来源均非常广泛,除了少量来自宋及宋以前各医方书,如《伤寒论》《金匮要略》《千金方》《外台秘要》《传信方》《苏沈良方》等之外,大多数方剂来自以下几个方面:

(1)自制及家传。其自制者如"宁志膏",方后注云:"予族弟妇,缘兵火失心,制此方与之,服二十粒愈。亲识多传去,服之皆验。""七珍散":"予制此方,温平不热,每有伤寒、疟疾、中暑,得差之后,用此以调脾胃,日三四服,十日外,饮食倍常。"等等。其家传者,如"惊气圆",方后注云:"此予家秘方也。戊申年,军中一人犯法,褫衣将受刃,得释,神失如痴。予与一粒,服讫而寐,及觉,病已失矣。"

(2)名医所传:许氏每遇名医所授验方,都会认真地记录下来。其书有许多这样的方子。现以卷之一"治中风肝胆筋骨诸风"为例。"二生散……戊午年,予在新安有此疾,张医博子发授此方,三服愈。""拒风丹"来自仪真名医王思和,许氏云:"思和名医,寓仪真时,人少知者,后至都下,声名籍甚。为医官,政和中度为黄冠。""地黄酒""防风汤""竹沥汤""防己汤"四方:"庞先生传,审而用之良验。""地黄圆""羚羊角汤""乌头汤"等三方,求医于泗水杨吉老。"定风饼子",乃熙丰间,王丞相常服,预防风疾药。"茯苓圆""辰砂远志圆"为医官都君所予。上述经许氏在实践中使用,均为效验良方。

(3)来自民间:民间走方郎中或道人等,或有专治某病的验方。许氏也会用心求得,载于书中。如"紫金丹",许氏云:"有一亲表妇人,患十年,遍求医者皆不效,忽有一道人货此药,漫赎一服,是夜减半。数服顿愈,遂多金乞得此方。予屡用以救人,特为神异。"又如治鼻衄"又方",乃蔡子渥所传民间方,蔡氏"同官无锡监酒赵无疵,其兄衄血甚,已死入殓,血尚未止。偶一道人过门,闻其家哭,询问其由。道人云:是曾服丹或烧炼药,予有药,用之即活。囊间出此药半钱匕,吹入鼻中，立止。良久得活。并传此方"。

偶尔，也会有个别没有记载来源的药方。如"麝香圆"，许氏只是说"予得此方，凡是历节及不测疼痛，一二服便差"。并未说明得自何人何处。

正因为《本事方》中的大多数方剂来源并非前代或同代的医书，而是来自各种此前未见记录的各方人士的经验，既实用，又稀见，其方就显得弥足珍贵。

（二）增设医案，评述事实

此书还有一个不同于一般方书的特点，是许氏往往在诸方之后，多附评述及医案，此以事实为依凭，故书名"本事"。每一卷列所治疾病之医方，方后酌情陈述案例，或辨证疑难、议论用药配伍、应证增减、修合成剂等，发明其多。

如"独活汤"方后，许氏不仅给出医案，还进行病理分析。他说：

绍兴癸丑，予待次四明。有董生者，患神气不宁，每卧则魂飞扬，觉身在床而神魂离体，惊悸多魇，通夕无寐，更数医而不效。予为诊视。询之，曰：医作何病治？董曰：众皆以为心病。予曰：以脉言之，肝经受邪，非心病也。肝经因虚，邪气袭之，肝藏魂者也，游魂为变。平人肝不受邪，故卧则魂归于肝，神静而得寐。今肝有邪，魂不得归，是以卧则魂扬若离体也。肝主怒，故小怒则剧。董欣然曰：前此未之闻，虽未服药，已觉沉疴去体矣，愿求药法。予曰：公且持此说与众医议所治之方，而徐质之。阅旬日复至，云：医遍议古今方书，无与病相对者。故予处此二方以赠，服一月而病悉除。此方大抵以真珠母为君，龙齿佐之，真珠母入肝经为第一，龙齿与肝相类故也。龙齿、虎睛，今人例作镇心药，殊不知龙齿安魂，虎睛定魄，各言类也。东方苍龙木也，属肝而藏魂，西方白虎金也，属肺而藏魄。龙能变化，故魂游而不定；虎能专静，故魄止而有守。予谓治魄不宁者，宜以虎睛，治魂飞扬者，宜以龙齿。万物有成理而不说，亦在夫人达之而已。

又如"拒风丹"后，许氏还回忆了丧母之痛，与一位宗人得治进行对照，以说明此方的作用与效应：

　　世言气中者，虽不见于方书，然暴喜伤阳，暴怒伤阴，忧愁不意，气多厥逆，往往多得此疾。便觉涎潮昏塞，牙关紧急。若概作中风候，用药非止不相当，多致杀人。元祐庚午母氏亲遭此祸，至今饮恨。母氏平时食素，气血羸弱，因先子捐馆[1]忧恼，忽一日气厥，牙噤涎潮。有一里医便作中风，以大通圆三粒下之。大下数行，一夕而去。予常痛恨，每见此症，急化苏合香圆四五粒，灌之便醒，然后随其虚实寒热而调治之，无不愈者。《经》云：无故而喑，脉不至，不治自已[2]。谓气暴逆也。气复则已。审如是，虽不服药亦可。范子默记崇宁中，凡两中风，始则口眼㖞斜，次则涎潮闭塞，左右共灸十二穴，得气通。十二穴者，谓听会、颊车、地仓、百会、肩髃、曲池、风市、足三里、绝骨、发际、大椎、风池也。依而用之，无不立效。

　　元符中，一宗人得疾，逾年不差。诣医于王思和绎。思和具脉状，云：病因惊恐，肝脏为邪，邪来乘阳明之经，即胃是也。邪盛不畏胜我者，又来乘肺，肺缘久病气弱全无德，受肝凌侮。其病时复头眩，瘛疭搐搦，心胞伏涎。久之，则害脾气。要当平肝气使归经，则脾不受克。脾为中州土，主四肢一体之事，脾气正则土生金，金旺则肺安矣。今疾欲作时，觉气上冲者，是肝侮肺，肺不受侮，故有此上冲。肝胜则复受金克，故搐搦也。以热药治之，则风愈甚；以冷药治之，则气已虚。肺属金，金为清化，便觉藏府不调，今用中和温药，抑肝补脾，渐可安愈。今心忪，非心忪也，胃之大络，名曰建[3]里，络胸鬲及两乳间，虚而有痰则动。更须时发一阵热者，是其候也。服下三方，一月而愈。

　　医案之书，虽肇始于西汉仓公淳于意，然下此以往近千年，医案虽亦时见于医书，然多属点缀，非若此书通篇以医案为证方之据。故该书所创"本事"之例，对后世医家多所启迪。

---

[1] 先子捐馆：指父亲去世。
[2] 不治自已：此句见《素问·大奇论篇》，略有小异。
[3] 建：疑为"虚"之误。《素问·平人气象论篇》云："胃之大络，名曰虚里。"

（三）《前集》与《后集》的差异

本次校点，将《前集》与《后集》同时进行，发现二书体例方面虽然相同，而实际内容有较大的差异。

其一，是关于方剂来源。《前集》只有"紫金丹"一个方子，提到"多金乞得"。而《后集》则有十来个方子提到是花钱买的。如："治打扑伤损、治打损接骨方……此二方是一副，不可分开。余得之，费数十缗，今不敢秘。"又如，"治牙疼、取蛀牙法（二方）"，作者云："余见一道人货药取牙，一日常货叁两贯钱。余厚赂之，始传得，妙。"

其二，是关于方剂的效验，或者说收益。《前集》并无强调方剂的效益，能为人带来什么经济方面的好处，作者只是更关心方剂的治病作用。而《后集》对此似乎比较重视，多处提到"货此药"能得钱，能养家。如"睡惊圆"：乡里有一士人家货此药，日得数千钱，已百余年矣。"和气散"：余乡曲有一老医，数世习医，凡妇人气疾，唯凭此药，百发百中，家有十口，只以此药养家。"治小肠气方"：此二方曾医生专修合货卖，供五口。"治十六般哮嗽"：此方乃都下一家，专货此药，活十余口。云云。

其三，《前集》的医案姓名、时间、地点、病情都交代得比较清晰而详尽，病案分析，理论性很强，体现很高的医学水平。而《后集》虽然有时候也会列举医案，但往往比较简单，理论分析也不到位。反复强调的是"百发百中，获济者无数""无不效者""不问远年日近，尽令痊效""大有奇效"等等，比较虚无。故此书虽有《普济本事方后集》之名，实无"本事"所依凭之实事，较诸《前集》逊色多矣。

其四，《后集》两次提到为何既有《前集》，又出《后集》，暗示《后集》之方更为珍贵。在"补药方"条下有云："余初出《本事方前集》，尚有此《后集》二帙，初深秘之。今见《前集》已盛行于世，此《后集》今亦略传一二。仁者使天下皆得跻尽天年，毋罹枉毙云。"在治积热又方下，又云："《本事方前集》所未载此数方，缘得之不易。今不欲为之已有，不能广利，一切谨附此，与众共之。明医者，必加叹赏。"表达的意思是《后集》之方乃做《前集》时舍不得拿出来的秘方。而实际上,《后集》的水平不如《前集》,倒生出一点"此地无银三百两"的意思。

因此,有人怀疑《后集》非许氏所辑,指为伪书,也并非完全没有道理。

四、关于本次校点的说明

本次校点所用《前集》之底本,是我们复制回归的日本宫内厅书陵部藏,南宋宝祐元年(1253)余氏明经堂刊本。此本亦为 5 册,书号:403-46。版框高 21.3[1] 厘米,宽 14.7 厘米。每半叶 13 行,行 21字。白口,上下双黑鱼尾。四周双边。首为"类证普济本事方后集目录",下署"许学士亲述"。目录后有"建安余唐卿宅刻梓"。次为卷一正文,卷首仅题"许学士类证普济本事方后卷之一",无责任人署名。并以《四库全书》本为校本。

《后集》底本亦是复制回归的坚田氏旧藏,南宋宝祐间(1253—1258)建安余唐卿宅刻本。该本 5 册,书号:403-46。版框高 21.3[2]厘米,宽 14.7 厘米。每半叶 13 行,行 21 字。白口,上下双黑鱼尾。四周双边。首为许叔微"类证普济本事方序",序后载"宝祐癸丑良月夏渊余氏刊于明经堂"。次为目录,其下署为"许学士亲述"。次为"类证普济本事方治药制度总例"。次为卷一正文。卷首仅题书名,无责任人署名。

今所用《后集》底本乃坚田氏旧藏,该本据《图书寮汉籍善本书目》所载,乃旧藏枫山文库。该本册首或卷末钤有"坚田绒造""绒造""回春堂""回春堂藏""弌鸟堂""田冯之印""独得"诸印,皆系坚田绒造所钤。枫山文库(即红叶山文库),由德川幕府始建于庆长七年(1602)。明治十七年(1884)归入太政官文库(即后之内阁文

---

[1] 原胶片无框廓尺寸,仅制作签上书形状为 22.5 厘米×15.0 厘米。据《经籍访古志》卷八所载该本,每半版高六寸四分,幅四寸四分。折合今厘米分别为 21.3 厘米、14.7 厘米。
[2] 同上。

库）。明治二十四年（1891）被选移藏宫内省。"御府图书"印则系入藏皇室之后始钤。今日本宫内厅书陵部收藏有两部同版之《类证普济本事方后集》，除坚田氏旧藏本外，另有丹波（多纪）元坚所得之怀仙阁本。该本钤有"养安院藏书"印。《后集》国内几无传本，本次校点未用校本，采用理校。

　　另外，由于原书的目录与正文差异比较大，在校点过程中，进行了一些特殊的处理。① 方名不同，一般根据正文修改目录。若正文方名有明显错误，则据目录修改正文。凡修改处，一律加脚注予以说明。② 目录中有些方名后面跟出附"论""一方""二方""某某方"等，但在正文的方名之后，一概没有。点校时，均根据目录在正文中补出。并在第一次出现此类情况处加脚注说明。③ 目录中注明附方，而正文中无标注者，一般根据目录，加上"一方"，或"又方"，或"又"，并均加脚注说明。④ 本书在方组剂量中，绝大多数用大写中文数字，如壹、贰、叁……，而在用法中，绝大多数采用小写中文数字，如一、二、三……前者是为了避免剂量错误，后者是为了刊刻方便，现保持这一做法，方组的小字注剂量数字统一为大写中文数字，用法的大字行文数字统一为小写中文数字。

张志斌

2024 年 2 月

校注说明

一、此书包括《类证普济本事方》与《类证普济本事方后集》（此后简称《前集》与《后集》），均为宋代许叔微述。《前集》流行较广，然而国内现存全本虽多，均为清代刻本，宋刻本仅有一部残本（存卷一至卷五）。本次校点，以日本宫内厅书陵部藏南宋宝祐元年（1253）余氏明经堂刊本之完本为底本，以《四库全书》本为校本。《后集》明清时在国内已经失传，民国时期方有转抄本出现。1923年《三三医书》所收《类证普济本事方后集》十卷即此《后集》。日本宫内厅书陵部亦藏有南宋宝祐元年（1253）余氏明经堂刊本之《后集》完本，本次校点以其复制本为底本，但无校本。

二、本书采用横排、简体，现代标点。简体字以2013年版《通用规范汉字表》为准（该字表中如无此字，则按原书）。原书竖排时显示文字位置的"右""左"等字样一律保持原字，不做改动。原底本中的双行小字，今统一改为单行小字。

三、底本原有目录，如部分目录与正文标题不相符，一般按正文修改目录，并出注说明。在必要的情况下，也可能按目录补充修改目录。如有特殊情况需要特别说明，详见"前言"。

四、校点本对原书内容不删节、不改编，尽力保持原书面貌，因此原书可能存在的某些封建迷信内容，以及某些不合时宜，或来源于当今受保护动植物的药物（如虎骨、犀角等）仍予保留，请读者注意甄别，勿盲目袭用。

五、本书校勘凡底本引文虽有化裁，但文理通顺、意义无实质性改变者，不改不注。惟引文改变原意时，方据情酌改，或仍存其旧，均加校记。

六、原书的古今字、通假字，一般不加改动，以存原貌。底本的异体字、俗写字，或笔画有差错残缺，或明显笔误，均径改作正体字，一般不出注，或于首见处出注。某些古籍中常见的极易混淆的形似字，如已己巳、太大、芩苓、沙砂等，径改不注。而在某些人名、书名、方药、病证名中，间有采用异体字者，则需酌情核定。

七、该书误名、不规范名中，以药名最为多见。本次校点，以改正误名为主（首见出注），如防丰（风[1]）、石羔（膏）、黄蓍（耆）、白芨（及）、白藓（鲜）、黄连（连）、牡砺（蛎）、紫苑（菀）、连乔（翘）、槟郎（槟榔）等。或有当今以从俗多用，或属通假字、古今字，或古代药物别名等的药名，则网开一面，不多作统一，如芒消（硝）、栝楼（瓜蒌）、苦练（楝）等，悉按原书等。

八、除药名之外，书中的其他用字，修改情况如下：其一，数量词。原书的药物剂量有采中文数字"壹、贰、叁……"者，此属宋明时人为防范剂量错误而特地使用的文字，今不予修改。他处采用一般中文数字"一、二、三……"也不予修改，均保持原样。其二，部分术语。如表示丸剂可能有"圆""元""丸"三种情况，如以一种为主，其他都很少，则按绝大多数予以统一；若不同情况均有，难以取舍，则各按原书。又如"藏府"与"脏腑"也同样处理。

九、凡属难字、冷僻字、异读字，以及少量疑难术语、药物来源等，酌情加以注释。原稿漫漶不清、脱漏之文字，若能通过各种校勘方法得以解决，则加注说明。若难以考出，用"□"表示，首次出注，后同不另加注。

---

［1］注：括号中为正字，后同。

十、凡底本中的序、跋、后记等全部保留。体例保留原来的顺序，一般为序文在前，目录随后。若个别特殊情况，亦不予变动。

十一、原书某些大块文字的篇节，不便阅读理解，今酌情予以分段。某些特殊标记，亦酌情更换成简便易读的方式予以替换。

总目录

类证普济本事方

〔南宋〕许叔微　撰

类证普济本事方目录

许学士　亲述

[1] 类证普济本事方序：目录原无，因序调至正文后，据序补。

[2] 卷第一：原作"第一卷"。今据正文补改。此后凡同级标题均如此改，不另注。

卷 第 二

[1] 补胆：原脱，据正文补。
[2] 茯：原作"伏"，据正文改。

［1］茸：原作"茸"，据正文改。

［2］补益虚劳方：原作"治补益虚劳治方"，据正文改。

卷 第 三

[1] 增损：原脱，据正文补。
[2] 绿灵散：原脱，据正文补。

[1] 诃：据正文改。

卷 第 四

---

[1] 叶：原脱，据正文补。

[2] 治藏府泄滑及诸痢诸病：原脱，据正文补。

[1] 治肾藏风攻注脚膝方：原作"肾风攻注脚膝方"，据正文改。

[2] 虎骨酒：原在上方后加注"二方"，据正文改。

[3] 思仙：原脱，据正文补。

卷 第 五

---

[1]治肠痔……疼痛方：此二方原作"肠痔下血二方"，据正文改。
[2]治鼻衄过多昏冒欲死梅师方：原作"治鼻衄方"，据正文改。
[3]散：原作"圆"，据正文改。

卷 第 六

---

[1] 庞安常二方：原作"二方并证"，据正文改。
[2] 治肺风：原脱，据正文补。
[3] 治：原脱，据正文补。
[4] 诸嗽虚汗消渴：原作"治嗽虚汗消渴诸方"，据正文改。
[5] 治嗽：原脱，据正文补。

[1] 治消渴方：此及其后共四方原脱，据正文补。
[2] 治腕折：原作"二方"于"芸薹散"后，据正文改。
[3] 槟榔散：二方名原脱，据正文补。
[4] 拔毒：原脱，据正文补。
[5] 治发背痈疽方、治痈疽已有疮眼、治发背方：原作"痈疽发背共三方"，据正文改。

卷 第 七

卷 第 八

[1]去劳热:此方及其他二方原脱三方方名,于"制诸虫方"后作"四方",据正文补改。

[2]并论治:原在"制诸虫方"后。今补入三方名,故据正文移后。

[3]腹胁疼痛方:此标题原脱,据正文补。

卷 第 九

治伤寒

[1]蜜:原作"密",据正文改。

[2]白虎加人参汤:此及其后 3 方原脱,据正文补。

[3]圆:原作"汤",据正文改。

[4]陈:原作"蕀",据正文改。

[5]治:原脱,据正文补。

卷 第 十

---

[1] 各半汤在前：原作"汤证"，据正文改。

[2] 当：原作"党"，据正文改。

[3] 白虎汤：原脱，据正文补。

[4] 治太阳阳明合病：原作"太阳阳明合病证"，据正文改。

[5] 始得阴毒：原作"阴毒形证"，据正文改。

[6] 正：原作"玉"，据正文改。

[1] 滑胎：原脱，据正文补。
[2] 地黄圆：原无此方名，在上方后有"二方"二字，据正文补改。
[3] 桃人煎、佛手散：原脱，据正文补。
[4] 治崩中下血方：原作"崩中下血"，据正文补。
[5] 方：原脱，据正文补。

类证普济本事方序

医之道大矣。可以养生，可以全身，可以尽年，可以利天下与来世，是非浅识者所能为也。苟精此道者，通神明，夺造化，擅回生起死之功。则精神之运，必有默相于冥冥之中者，岂可谓之"艺"，与技术为等耶？窃疑上古之时，如岐伯辅黄帝，伊尹相商王，皆有方书，以瘳民瘼。迨及后世，周有和缓，秦有扁鹊，汉有仓公，魏有华佗，宋有徐文伯，唐有孙思邈，又皆神奇出人意表，背望踵蹑，代不乏人。自兹以往，其妙不传，间有能者，仅可一二数。何古人精巧如是，而今人之不逮也？予尝思之。古人以此救人，故天畀其道，使普惠含灵。后人以此射利，故天啬其术，而不轻畀予，无足疑者。予年十一，连遭家祸，父以时疫，母以气中[1]。百日之间，并失怙恃[2]。痛念里无良医，束手待尽。及长成人，刻意方书，誓欲以救物为心。杳冥之中，似有所警。年运而往，今逼桑榆[3]，漫集已试之方，及所得新意，录以传远，题为《普济本事方》。孟棨[4]有本事诗，杨元素[5]有本事曲，皆有当时事实，庶几观者见其曲折也。予既以救物为心，予而不求其报，则是方也，乌得不与众共之。

宝祐癸丑[6]良月夏渊余氏重梨于明经堂

---

[1] 气中：亦称"中 zhòng 气"。正文中，许氏本人有解释云是"暴喜伤阳，暴怒伤阴，忧愁不意，气多厥逆"，而见"涎潮昏塞，牙关紧急"。

[2] 并失怙恃：怙，特指父亲；恃，特指母亲。此句指父母双亡。

[3] 今逼桑榆：桑榆，比喻晚年。此句意指接近晚年。

[4] 孟棨：棨，qǐ。唐代人，著有《本事诗》，该书记录了唐朝文人的逸事，并收录了相关的诗歌。

[5] 杨元素：名会。宋代人，著有《本事曲》，该书记录了宋朝名人的逸事，并收录了相关的诗词。

[6] 宝祐癸丑：宝祐为南宋理宗第 6 个年号。宝祐癸丑为其元年，即 1253 年。

治药制度总例[1]

菟丝子：酒浸，曝，焙干，用纸条子同碾，即便为末。

半夏：沸汤浸，至温，洗去滑，换汤洗七遍，薄切，焙。

乳香：挂窗孔中风干，研。或用人指甲研，或以乳钵坐水盆中研。

天雄、附子：灰火炮裂，去皮脐用。

乌头：灰火炮裂，去皮尖用。

牡蛎：盐泥固济，干，火烧通赤，去泥用。

鹿茸：酥炙黄，燎去毛。

诸角：镑治为细末，方入药。

苁蓉、牛膝：水洗，酒浸，焙干用。

破故纸、蛇床子、茴香：炒令香。

桂：去粗皮，取心用，不见火。

葶苈：苦者隔纸炒香。

天、麦二门冬：略用水浥，去心。

桃、杏、郁李人：皆去皮尖，微炒。

杜仲：去皮，剉如豆，炒令黑。

桑螵蛸：涂酥，慢火炙令香。

大黄：以湿纸裹，甑上蒸。

---

[1] 治药制度总例：此标题前原有"类证普济本事方"7字。今据目录删。此后该级标题均如此
改，不另注。

枳壳：去穰，细切，麸炒黄。

厚朴：去粗皮，生姜汁制，炒。

椒：去目并合口，微火炒，地上出汗。

前胡、柴胡、藁本：皆去苗，净洗。

诸花：皆去萼及梗。

牡丹、地骨皮：去心。

阿胶：碎之，蛤粉炒成珠子。

石韦、枇杷叶：温水浸，刷去毛，焙。

蛇蜕、蝉蜕：洗去土，炙。蝉，去头足。

露蜂房：炙过用，或炒过亦得。

巴豆：去皮、心膜，细研，新瓦上出油。

蛇黄：炭火煅通赤，醋淬，三五度。

酸枣人：微炒，去皮，研。

石斛：去根，净洗，细剉，酒炒。

当归：洗，去芦，薄切焙干后秤。

花蛇、乌蛇肉：酒浸，去皮骨，炙。

真珠母：未钻真珠也，研如粉。

吴茱萸：汤浸七次，焙。

香附子：麸炒，�去毛。

芫青、斑蝥：去头、足、翅。

败龟、虎骨：并酥炙。

僵蚕：去丝嘴，炒。

干漆：炒至大烟出。

防风：去钗股者。

皂角：去皮弦，炙用。

茵芋：去梗，剉，炒用。

木鳖子：去壳，研。

虎睛：酒浸，切，焙。

威灵仙：去苗，洗。

紫苏子：淘洗。

鳖甲：醋炙黄。

黄连：去须用。

甘草：炙。

干姜：炮。

蜈蚣：去头足。

蝎：去毒。

水蛭：炒焦。

柏子人：研。

茯神：去木。

细辛：去叶。

神曲：碎，炒。

青皮：去白。

茯苓：去皮。

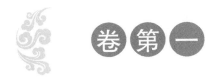

治中风肝胆筋骨诸风病

● **真珠圆**[1]

治肝经因虚，内受风邪，卧则魂散而不守，状若惊悸。

真珠母_{叁分，研细，同碾} 当归 熟干地黄_{各壹两半} 人参 酸枣人 柏子人_{各壹两} 犀角 茯神 沉香 龙齿_{各半钱}

右为细末，炼蜜为圆如梧子大，辰砂为衣。每服四五十圆，金银薄荷汤下，日午、夜卧服。

● **独活汤**并论证[2]

独活_{黑苦} 羌活 人参 防风 前胡 华阴细辛 五味子 沙参 白茯苓 半夏 酸枣 甘草_{各壹两}

右为粗末。每服四大钱，水一盏半，生姜三片，乌梅半个，同煎至七分，去滓，不拘时候。

绍兴癸丑，予待次四明。有董生者，患神气不宁，每卧则魂飞扬，觉身在床而神魂离体，惊悸多魇，通夕无寐，更数医而不效。予为诊视。询之，曰：医作何病治？董曰：众皆以为心病。予曰：以脉言之，肝经受邪，非心病也。肝经因虚，邪气袭之，肝藏魂者也，游魂为变。平人肝不受邪，故卧则魂归于肝，神静而得寐。今肝有邪，魂不得归，是以卧则魂扬，若离体也。肝主怒，故小怒则剧。董欣然曰：前此未之闻，虽未服药，已觉沉疴去体矣，愿求药法。予曰：公且持此说与众医

---

[1] 真珠圆：原在主治症之后，据目录移前。后同不注。
[2] 并论证：原脱，据目录补。后同不注。

议，所治之方，而徐质之。阅旬日复至，云：医遍议古今方书，无与病相对者。故予处此二方以赠，服一月而病悉除。此方大抵以真珠母为君，龙齿佐之，真珠母入肝经为第一，龙齿与肝相类故也。龙齿、虎睛，今人例作镇心药，殊不知龙齿安魂，虎睛定魄，各言类也。东方苍龙木也，属肝而藏魂；西方白虎金也，属肺而藏魄。龙能变化，故魂游而不定；虎能专静，故魄止而有守。予谓治魄不宁者，宜以虎睛，治魂飞扬者，宜以龙齿。万物有成理而不说，亦在夫人达之而已。

● **星附散**

治中风虽能言，口不㖞斜，而手足亸曳，脉虚浮而数，风中府也。盖风中脉则口眼㖞斜，风中府则肢体废，风中藏则性命危。凡风中府宜汗而解。

天南星　半夏<small>贰味薄切片，姜汁浸透</small>　黑附子　白附子　川乌　白僵蚕　没药　人参　白茯苓<small>以上各等分</small>

右为粗末。每服二钱，水、酒各一盏，同煎至八分，去滓，热服。二三服汗出差。顷在桐庐，有人患此证，三投此药，得汗，手足能举。

● **二生散**

治体虚有风，外受寒湿，身如在空中。

生附子<small>去皮脐</small>　生天南星<small>各等分</small>

右二味，㕮咀。每服四大钱，水一盏半，生姜十片，熳火[1]煎至八分，去滓服。戊午年，予在新安有此疾，张医博子发授此方，三服愈。

● **稀涎散**

治中风，忽然昏若醉，形体昏闷，四肢不收，风涎潮于上膈，气闭不通，宜用救急。

猪牙皂角<small>肆挺，肥实不蛀者，去黑皮</small>　晋矾<small>光明者，壹两</small>

右细末，研匀。轻者半钱，重者三字匕，温水调，灌下。不大呕

---

[1] 熳火：即"慢火"之异写。

吐，但微微冷涎出一二升，便得惺[1]。惺次，缓而调治，不可便大段，亦恐过伤人。孙兆方。

● 胜金圆

治中风同前证。

生薄荷半两　猪牙皂角贰两，捶碎，水壹升，贰味壹处捣取汁，慢火熬成膏　瓜蒂末壹两　藜芦末壹两　朱砂半两，研

右将朱末一分，与二味末研匀，用膏子搜和圆如龙眼大，以余朱为衣。温酒化一元[2]，甚者二元，以吐为度。得吐即省，不省者不可治。《必用方[3]》论中风无吐法，引金虎碧霞为戒。且如卒暴涎生，声如引锯，牙关紧急，气闭不行，汤药不能入。命在须臾，执以无吐法，可乎？但不当用银粉药，恐损脾坏人四肢尔。予每用此二方，每每有验。

● 拒风丹并论证

治一切风。

川芎肆两　防风壹两半　天麻壹两　甘草壹两　细辛叁钱半　荜茇半两

右细末，炼蜜和杵，每服作三十圆。每服一粒，细嚼，荆芥汤或温[4]酒下，寻常些小伤风，头痛鼻塞，项强筋急，皆可服。予家常合，老幼所须之药。

世言气中者，虽不见于方书，然暴喜伤阳，暴怒伤阴，忧愁不意，气多厥逆，往往多得此疾。便觉涎潮昏塞，牙关紧急。若概作中风候，用药非止不相当，多致杀人。元祐庚午母氏亲遭此祸，至今饮恨。母氏平时食素，气血羸弱，因先子捐馆[5]忧恼，忽一日气厥，牙噤涎潮。有一里医便作中风，以大通圆三粒下之。大下数行，一夕而去。予常痛恨。每见此症，急化苏合香圆四五粒，灌之便醒，然后随其虚实寒热而

---

[1] 惺：即醒，或省。

[2] 元：同"圆"，后同。

[3] 必用方：指宋代初虞世的《养生必用方》。一般认为此书已佚。

[4] 温：原作"湿"，据《和剂局方》卷一"拒风丹"改。

[5] 先子捐馆：指父亲去世。

调治之，无不愈者。《经》云：无故而喑，脉不至，不治自已[1]。谓气暴逆也，气复则已。审如是，虽不服药亦可。范子默记崇宁中，凡两中风，始则口眼㖞斜，次则涎潮闭塞，左右共灸十二穴，得气通。十二穴者，谓听会、颊车、地仓、百会、肩髃、曲池、风市、足三里、绝骨、发际、大椎、风池也。依而用之，无不立效。

元符中，一宗人得疾，逾年不差。谒医于王思和绎。思和具脉状，云：病因惊恐，肝藏为邪，邪来乘阳明之经，即胃是也。邪盛不畏胜我者，又来乘肺，肺缘久病气弱，全无德，受肝凌侮。其病时复头眩，瘛疭搐搦，心胞伏涎。久之，则害脾气。要当平肝气使归经，则脾不受克。脾为中州土，主四肢一体之事，脾气正则土生金，金旺则肺安矣。今疾欲作时，觉气上冲者，是肝侮肺，肺不受侮，故有此上冲。肝胜则复受金克，故搐搦也。以热药治之，则风愈甚；以冷药治之，则气已虚。肺属金，金为清化，便觉藏府不调，今用中和温药，抑肝补脾，渐可安愈。今心忪，非心忪也，胃之大络，名曰建[2]里，络胸鬲及两乳间，虚而有痰则动。更须时发一阵热者，是其候也。服下三方，一月而愈。思和名医，寓仪真时，人少知者，后至都下，声名籍甚。为医官，政和中度为黄冠，终蕊珠侍晨。

◉ 续断汤

续断　杜仲　肉桂　防风　牛膝　白茯苓　细辛　人参　甘草　当归　白芍药各壹两　川芎　秦艽　川独活　熟地黄各叁两

右为细末。每服二钱，水一盏，生姜三片，枣一个，同煎至七分，空心食前稍热服。

◉ 署预圆

署预　人参　沙参　远志　防风　真珠母　紫石英研，水飞　茯神　虎骨各壹两　虎睛壹对，贰味须具者　龙齿　华阴细辛　石菖蒲　五味子

[1] 不治自已：此句见《素问·大奇论》，略有小异。
[2] 建：疑为"虚"之误。《素问·平人气象论》云"胃之大络，名曰虚里"。

丹参_{各壹分}

右为细末，炼蜜为圆梧子大。每服三十圆至五十圆，金银薄荷汤下，食后临卧服。

● **独活散**

川独活　白术　白茯苓　葳蕤　秦艽　柏子人　甘草_{各壹两}　犀角　川椒　熟干地黄　枳实　白芷　官桂_{各半两}　人参_{壹分}

右为细末。每服二钱，水一盏，生姜三片，枣一个，同煎至七分，不拘时候服。

● **地黄酒**

治风在肝脾，语蹇脚弱，大便多秘。

熟干地黄_{肆两}　附子　茵芋　羌活　防风　芎䓖_{各壹两}　石斛_{贰两}　丹参_{贰两}　牛蒡根_{贰两半}　牛膝　杜仲　桂枝_{各壹两半}　大麻子_{壹升}

右细剉，入绢袋盛宽贮之，用无灰酒一斗九升，封渍七日。逐日空心食前饮一盏，常醺，勿令吐。

● **防风汤**

治中风内虚，脚弱语蹇。

石斛_{壹两半}　熟干地黄　杜仲　丹参_{各壹两壹分}　防风　川芎　麦门冬　桂心　川独活_{各壹两}

右为粗末。每服五钱，水一大盏半，枣二枚，同煎八分，去滓，温服。

● **竹沥汤**

治中风入脾肝，经年四肢不遂，舌强语蹇。

威灵仙　附子　桔梗　防风　蔓荆子　枳壳　川芎　当归_{各等分}

右为粗末。每服四钱，水一盏，竹沥半盏，生姜三片，同煎至八分，去滓温服。日三四。忌茗。

● **防己汤**

治久风，邪入肝脾二经，言语不转。

汉防己　防风　桂心　附子_{各半两}　威灵仙_{叁分}　麻黄_{半两}

右为粗末。每服四钱，水一盏，引子半盏，煎至七分，去滓温服，日三四。引子用竹沥、荆沥、地黄汁各一盏，生姜汁半盏，和匀用之。上四方庞先生传，审而用之良验。

● **木瓜煎** 并论证

治筋急项强不可转侧。

宣州木瓜贰个，取盖去瓤　没药贰两，研　乳香壹分

右二味，纳木瓜中，用盖子合了，竹签定之，饭上蒸三四次，烂研成膏子。每服三五匙，地黄酒化下。生地黄汁半盏，无灰上酝二盏和之，用八分一盏，热暖化膏。

有人患此病，自午后发，黄昏时定。予曰：此患必先从足起。《经》言：十二经络各有筋，惟足少阴之筋，自足至项。大抵筋者，肝之合也。日中至黄昏，天之阳，阳中之阴也。又曰：阳中之阴，肺也，自离至兑，阴旺阳弱之时。故《灵宝毕法[1]》云：离至乾，肾气绝而肝气弱，肝肾二藏受阴气，故发于是时。予授此方，三服而愈。同官歙丞张德操，常言其内子昔患筋挛，脚不能屈伸者逾年，动则令人持抱，求医于泗水杨吉老。吉老云：此筋病也，宜服下三方，服一年而愈。

● **地黄圆**

治筋极，养血。春夏服之。

熟干地黄拾分　顽荆壹分　山茱萸伍分　黑狗脊炙　地肤子　白术　干漆　蛴螬干之，炒　天雄　车前子各叁分　萆薢　山芋　泽泻　牛膝各壹两

右为细末。炼蜜和杵如梧子大，每服五十圆，温酒下，空心、夜卧服。

● **羚羊角汤**

治筋痹肢节束痛。秋服之。

羚羊角　皮桂　附子　独活各壹两叁钱半　白芍药　防风炙　芎劳各壹两

---

[1] 灵宝毕法：托名唐代钟离权的道教著作，内容以炼内丹为主。

右为粗末。每服三大钱，水一盏半，生姜三片，同煎至八分，取清汁服，日可二三服。

● **乌头汤**并论证

治寒冷湿痹留于筋脉，挛缩不得转侧。冬服之。

大乌头　细辛　川椒　甘草　秦艽　附子　官桂　白芍药各柒分　干姜　白茯苓　防风炙　当归各壹两　川独活壹两叁钱半

右为粗末。每服三钱，水一盏半，枣二枚，同煎至八分，去滓，空心食前服。

凡中风，用续命、排风、风引、竹沥诸汤，及神精丹、茵芋酒之类，更加以灸，无不愈者。然此疾积习之久，非一日所能致，皆大剂久而取效。唐书载王太后中风，喑默不语，医者蒸黄芪数斛以熏之得差，盖此类也。今人服三五盏求效，责医也亦速矣。孟子曰：七年之病，三年之艾。久而后知尔。

● **铁弹圆**

治一切瘫痪风。

乳香　没药各壹两　五灵脂肆两　川乌壹两半

右先将乳香、没药于阴凉处当风细研。更用研了麝香一钱，将下二味为细末。然后同前二味再碾再研，滴水[1]为圆如弹子大。瓷合收，每服一粒，婆苟[2]酒磨下，日三服。

● **黑神圆**

草乌头不去皮，生　五灵脂各等分

右为末，六月六日滴水为圆大弹子大。四十岁以下分六服，病甚一圆分二服，婆苟酒磨下，觉微麻为度。

● **定风饼子**[3]

治风客阳经，邪伤腠理，背脊[4]强直，口眼㖞斜，体热恶寒，痰

---

[1] 水：原作"米"，据文义改。
[2] 婆苟：即薄荷。
[3] 定风饼子：原作"定是饼手"，据目录改。
[4] 背脊：原作"育春"，据《黎居士简易方》卷十引《普济方》"定风饼子"改。

厥头痛，肉𥆧筋惕，辛颏鼻[1]渊，及酒饮过多，呕吐涎沫，头目眩运，如坐车船。常服解五邪伤寒，辟雾露瘴气，爽慧神志，诸风不生。

天麻　川乌　南星　半夏　川姜　川芎　白茯苓　甘草等分，并生

右细末，生姜汁为圆如龙眼大，作饼子，生朱为衣。每服一饼，细嚼，热生姜汤下，不拘时候。熙、丰间，王丞相常服，预防风疾神验。

◉ 茯神散

治胆虚冷，目眩头疼，心神恐畏，不能独[2]处，胸中满闷。

茯神壹两　远志　防风　细辛　白术　前胡　人参　桂心　熟干地黄　甘菊花各叁分　枳壳半两

右为细末。每服三钱，水一盏，生姜三片，同煎至六分，温服。不拘老幼皆宜服。

◉ 鳖甲圆

治胆虚不得眠，四肢无力。

鳖甲　酸枣人　羌活　黄芪　牛膝　人参　五味子各等分

右为细末，炼蜜杵圆如梧子大。每服三四十圆，温酒下。

◉ 补胆防风汤

治胆虚目暗，喉痛唾数，眼目眩冒，五色所障，梦见被人讼，恐惧，面色变青。

防风拾分　人参陆分　细辛伍分　芎劳　甘草　茯神　独活　前胡各捌分

右为粗末。每服四大钱，水一盏半，枣二枚，煎至八分，去滓，食前服。

◉ 人参散

治胆虚，常多畏恐，不能独卧，如人捕状，头目不利。

人参　枳壳　五味子　桂心各叁分　柏子人　熟干地黄各壹两　山茱

---

[1] 辛颏鼻：原作"辛题车"。今据《黎居士简易方论》卷十引《普济方》"定风饼子"改。
[2] 独：原作"触"，据《圣惠方》卷三"茯神散"改。

黄　甘菊花　茯神　枸杞子_{各叁分}

右为细末。每服二钱，温酒调服。

● **治肝虚发热方**[1]

治肝厥，状如痫疾，不醒呕吐。醒后头虚晕发热。

麻黄　钩藤_{取皮}　石膏　干葛　半夏曲　柴胡　甘草　枳壳　甘菊_{各等分}

右为粗末。每服四钱，水一盏半，生姜三片，枣一枚，同煎至八分，去滓温服。

---

[1] 治肝虚发热方：原缺方名，据目录补。

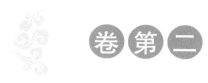

治心小肠脾胃诸[1]病

● 远志圆

治因惊，语言颠错，不能服温药，宜远志圆。

朱砂半两，入麝香少许同研　金箔伍片　远志　南星　白附子　白茯苓　酸枣人　人参各半两

右为细末，炼蜜圆如梧子大，朱砂为衣。每服三十圆，薄荷汤下，食后、临卧服。

● 茯神散

茯神　熟干地黄　白芍药　川芎　当归　桔梗　白茯苓　远志　人参以上各等分

右为细末。每服二钱，水一盏，灯心、枣同煎至七分，不拘时候。宋明远教授之母，七十四岁，因戎马惊，疾如上证，服此二方得力。

● 宁志膏

人参壹两　酸枣人壹两　辰砂半两　乳香壹分

右为细末。炼蜜和杵，圆如弹子大。每服一粒，薄荷汤化下。

予族弟妇，缘兵火失心，制此方与之，服二十粒愈。亲识多传去，服之皆验。

● 惊气圆并论证

治惊忧积气，心受风邪，发则牙关紧急，涎潮昏塞，醒则精神若痴。

[1] 诸：原阙，据目录补。

附子　南木香　白僵蚕　花蛇　橘红　天麻　麻黄各半两　干蝎壹分　紫苏子壹两　天南星洗浸，薄切片，姜汁浸一夕，半两　朱砂壹分，留少许作衣

右为末，入研脑、麝[1]少许，同研极匀，炼蜜杵圆如龙眼大。每服一粒，金、银、薄荷汤化下，温酒亦得。

此予家秘方也。戊申年，军中一人犯法，褫衣将受刃，得释，神失如痴。予与一粒，服讫而寐，及觉，病已失矣。江[2]东提辖张载扬，其妻因避寇，失心已数年，予授此方，不终剂而愈。又黄山沃巡检彦，其妻狂厥者逾年，更十余医而不验，予授此方，去附子加铁粉，亦不终剂而愈。铁粉非但化涎镇心，至如摧抑肝邪特异，若多恚怒，肝邪太盛，铁粉能制伏之。《素问》言：阳厥狂怒，治以铁落[3]饮。金制木之意也，此亦前人未尝论及。

● 辰砂远志圆

安神镇心，治惊悸，消风痰，止头眩。

石菖蒲　远志　人参　茯神　川芎　山芋　铁粉　麦门冬　天麻　半夏曲　南星剉骰子大，麸炒黄　白附子生，各壹两　细辛　辰砂各半两

右为细末，生姜五两取汁，入水煮糊，圆如绿豆大，别以朱砂为衣，干之。每服三五十粒，夜卧生姜汤送下，小儿减圆服。

● 茯苓圆

辰砂　石菖蒲　人参　远志　茯神　白茯苓　真铁粉　半夏曲　南星牛胆制，各等分

右为细末，生姜四两取汁，和水煮糊，圆如梧子大，别用朱砂为衣，干之。每服十粒，加至二十粒，夜卧生姜汤下。上二方，医官都君予，常用以疗心疾，良验。

---

[1]脑、麝：即冰片、麝香。
[2]江：原作"二"，据《和剂局方》卷一"惊气圆"改。《黎居士简易方论》"惊气圆"亦作"江"。
[3]落：原作"烙"，据《素问·病能论》改。

● 火府丹

治心惊热，小便涩及治五淋。

生干地黄贰两　木通　黄芩各壹两

右为细末，炼蜜杵圆梧子大。每服三十粒，木通煎汤下。此药治淋涩脐下满痛。

壬戌年，一卒病渴，日饮斛水，不食者三月，心中烦闷。时已十月，予谓必心经有伏热，与此丹数服，五十粒，温水下。越二日，不觉来谢，云当日三服渴止，又次日三服，饮食如故。此本治淋，用以治渴，信知用药要在变通也。

● 七珍散

开胃养气进食。

人参　白术　黄芪蜜水涂炙　山芋　白茯苓　粟米微炒　甘草各壹两

右为细末。每服二钱，水一盏，姜枣同煎至七分。如故不思饮食，加白扁豆一两蒸用，名八珍散。

予制此方，温平不热，每有伤寒、疟疾、中暑，得差之后，用此以调脾胃，日三四服，十日外，饮食倍常。

● 曲术圆

治脾元久虚，不进饮食，停饮胁痛。

神曲拾两，微炒　白术伍两　干姜　官桂各叁两　吴茱萸　川椒各贰两

右为细末，薄糊圆如梧子大。每服三五十圆，生姜汤下，食前稍空服。有饮，加半夏曲二两。癸亥中，予作数剂自服，饮食倍进。

● 白术汤

和气调中进食。

白术　厚朴　桂心　桔梗　干姜　人参　当归　茯苓　甘草已上各等分

右为粗末。每服四钱，水一盏半，枣二枚，同煎至八分去滓，不拘时候。庞老方。

● 二神圆

治脾肾虚弱，全不进食。

破故纸_{肆两，炒}　肉豆蔻_{贰两，生}

右为细末。用大肥枣四十九枚，生姜四两，切片同煮，枣烂去姜，取枣，剥去皮核，用肉研为膏，入药和杵，圆如梧子大。每服三十圆，盐汤下。

有人全不进食，服补脾药皆不验。予授此方，服之顿然能食，此病不可全作脾虚。盖因肾气怯衰弱，真元衰劣，自是不能消化饮食。譬如鼎釜之中，置诸米谷，下无火力，虽终日米不熟，其何能化？黄鲁直尝记服菟丝子，净淘，酒浸，曝干，日抄数匙以酒下，十日外饮啖如汤沃雪。亦知此理也。

● 温脾散

舶上茴香_炒　青皮　陈艾　缩砂人　桔梗　香白芷　厚朴_{各壹两}木香　白术　香附子_{各半两}　甘草_{壹两半}　红豆　良姜　麦蘖　干葛_{各参分}

右为细末。每服一钱，水一盏半，枣一枚，煎至七分，食前温服。

治肺肾经诸^[1]病

● 枣膏圆

肺之积名曰息贲，在右胁下，大如杯，令人洒淅寒热，喘嗽，发痈疽。

葶苈　陈橘皮　桔梗_{各等分}

右先以下二味为末，入葶苈研匀。煮肥枣肉和圆如梧子大。每服五七圆，饮下。予尝患停饮，久积肺经，食已必嚏，渐喘，觉肺系急，服此良验。

● 五味子圆

平肺气，补虚消饮。

---

[1] 诸：原脱，据目录补。

五味子贰两　桂心　大杏人北来者　青皮　细辛　人参　槟榔煨，各壹两　干姜炮　附子各半两

右为细末。炼蜜圆如梧子大。每服三四十圆，酒或汤下，空心食前，日三服。

● 葶苈圆

定喘急肺积。

苦葶苈两壹分[1]　当归　肉桂　白蒺藜　干姜　川乌头　吴茱萸　鳖甲　大杏人　茯苓　人参各半两　槟榔壹两

右为细末。煮枣肉和杵，圆如梧子大。每服二三十圆，姜枣汤下，日三四服，不拘时候。

● 紫金丹

治多年肺气，喘急呴嗽[2]，晨夕不得眠。

信砒半钱，研，飞如粉　豆豉好者，贰两，水略润少时，以纸浥干，研成膏

右用膏子和砒同杵极匀，圆如麻子大。每服十五圆，小儿量大小与之，并用腊茶清极冷吞下，临卧，以知为度。有一亲表妇人，患十年，遍求医者皆不效，忽有一道人货此药，漫赎[3]一服，是夜减半。数服顿愈，遂多金乞[4]得此方。予屡用以救人，特为神异。

● 细辛汤

治肺虚实不调，鼻塞多涕，咽中有涎而喘，项强筋急或痛。

细辛　半夏曲　茯苓　桔梗各肆钱　桂枝叁钱　甘草贰钱

右为粗末。每服四钱，水二盏，生姜四片，蜜半匙，同煎至七分。温服，日三服。

● 升麻汤

治肺痈，吐脓血作臭气，胸乳皆痛。

---

[1] 两壹分：原文如此，当指"壹两壹分"。
[2] 呴嗽：呴，此读 hǒu，通"吼"。呴嗽，指喘鸣咳嗽。
[3] 漫赎：意为随便买了。
[4] 乞：原作"丐"，据文义改。

川升麻　桔梗　薏苡人　地榆　子芩　牡丹皮　芍药各半两　甘草
叁分

右剉粗末。每服一两，水一升半，煎至五合。去滓，日二三服。

● **五灵圆**并论证

治肺喘久不息，息贲。

五灵脂贰两半　木香半两　马兜铃去壳，炒，壹分　葶苈壹分

右为细末。枣肉和圆如梧子大。每服二十圆，生姜汤下，日三服。

脾恶湿，肾恶燥，如硫黄、附子、钟乳、炼丹之类，皆刚剂，用之
人以助阳补接真气则可，若云补肾，则正肾所恶者。古人制方益肾，皆
滋润之药。故仲景八味圆，本谓之肾气圆，以地黄为主。又如肾沥
汤[1]之类，皆正补肾经也。近世盛行香茸圆可补肾经，亦有数方，具
于后。

● **香茸圆**二方

蔡太师所服。

鹿茸　熟干地黄各贰两　附子　苁蓉　破故纸　当归各壹两　沉香半两　麝
香壹钱

右为末。入麝研匀，炼蜜杵圆如梧子大。每服三五十圆，空心用盐
汤下。

又方：

鹿茸贰两　沉香　人参　白芍药　熟干地黄　生干地黄　苁蓉　牛
膝　泽泻　大附子　当归各壹两　麝香壹钱

右为细末。酒糊圆如梧子大。每服五十圆，盐酒、盐汤下。

又方：

熟干地黄伍两　菟丝子肆两，别末　鹿茸叁两　附子贰两　沉香壹两

右为细末。入麝香半钱，炼蜜杵，圆如梧子大。每服三十圆至五十
圆，盐酒或盐汤下。

---

[1] 汤：原作"阳"，据《圣惠方》卷七"补肾肾沥汤"改。

⬤ 椒附散 并论证

治肾气上攻，项背不能转移。

大附子壹枚，陆钱以上者，炮，去皮脐，末之

右每末二大钱，好川椒二十粒，用白面填满，水一盏半，生姜七片，同煎至七分，去椒入盐，通口空心服。

一亲患项筋痛，连及背胂不可转，服诸风药皆不效。予尝忆《千金髓》有肾气攻背项强一证，予处此方与之，两服顿差。自尔与人，皆有验。盖肾气自腰夹脊上至曹溪穴[1]，然后入泥圆宫[2]。曹谿一穴，非精于般运者不能透，今逆行至此不得通，用椒以引归经则安矣。萧气上达，椒下达。诗言：椒聊且，贻我握椒。皆是此意也。

⬤ 麋茸圆

治肾经虚，腰不能转仄。

麋茸壹两，恰如鹿茸，无麋茸，以鹿茸代　菟丝子取末，壹两　舶上茴香半两

右为末。以羊肾二对，法酒煮烂去膜，研如泥，和圆如梧子大。阴干，如肾膏少，入酒糊佐之。每服三五十圆，温酒、盐汤下。

戊戌年八月，淮南大水，城下浸灌者连月。予忽藏府不调，腹中如水吼数日，调治得愈。自此腰痛不可屈折，虽颇面亦相妨，服遍药不效，如是凡三月。予后思之，此必水气阴盛，肾经感此而得，乃灸肾腧三七壮，服此药差。

⬤ 地黄圆

治肾虚或时脚肿，兼治脾元。

熟地黄贰两半　肉苁蓉　白茯苓　泽泻各参两　桂枝　附子各半两五味子参两　黄芪独茎者，壹两

右为细末。炼蜜杵，圆如梧子大。每服四十圆至五十圆，空心酒下，食前再服。

---

[１] 曹溪穴：即风府穴。位于项部，当后发际正中直上 1 寸凹陷中。
[２] 泥圆宫：即百会穴。位于头顶正中。

● 青盐圆

治肾虚及足膝无力。

茴香_{叁两}　菟丝子_{肆两}　干山药_{贰两}　青盐_{壹两}

右将菟丝子洗淘,无灰酒浸,日中煎七日,冬天近火煨之,曝干,别末。将余药末和匀,酒糊圆如梧子大。每服三五十圆,盐酒、盐汤下。予顷常服数年,壮力进食。有一妇人足弹曳,因服此药,久之履地如故。

补益虚劳方

● 五味子圆

治肝肾俱虚,收敛精气,补真戢阳,充悦肌肤,进美饮食,宜五味子圆。

五味子　川巴戟　肉苁蓉　人参　菟丝子　熟地黄　覆盆子　白术益智人_炒　土茴香　骨碎补_{洗去毛}　白龙骨　牡蛎_{以上各等分}

右为细末。炼蜜杵,圆如梧子大,焙干。每服三十圆,空心、食前米饮下,日二三服。此药补精气,止汗。

● 人参圆

平补五藏虚羸,六府怯弱,充肌肤,进饮食。

人参　山芋　白术　白茯苓　石斛　黄芪_{取头末}　五味子_{已上各壹两}

右为细末。炼蜜圆如梧子大。每服三十圆,空心、食前饮下。久服不热,尤宜少年。

● 双和散

补血益气,治虚劳少力。

黄芪　熟地黄　当归　川芎_{各壹两}　白芍药_{贰两半}　官桂　甘草_{各叁分}

右为粗末。每服四大钱,水一盏半,生姜三片,肥枣一枚,煎至八分,去滓服。予制此方,止是建中、四物二方而已。每伤寒、疟疾、中暑大疾之后，虚劳气乏者，以此调治皆验。不热不冷，温而有补。

● **黑锡圆**并论证

此丹阳慈济真方。

黑铅　硫黄各叁两，结砂子　舶上茴香　附子　葫芦巴　破故纸　川楝肉　肉豆蔻各壹两　巴戟　木香　沉香各半两

右将砂子研细，余药末研匀入碾，自朝至暮，以黑光色为度。酒糊圆如梧子大，阴干，布袋内挨[1]令光莹。如丈夫元藏虚冷，真阳不固，三焦不和，上热下冷，夜梦交合，觉来盗汗，面无精光，肌体燥涩，耳内虚鸣，腰背疼痛，心气虚乏，精神不宁，饮食无味，日渐瘦悴，膀胱久冷，夜多小便；妇人月事愆期，血海久冷，恶露不止，赤白带下；及阴毒伤寒，面青舌卷，阴缩难言，四肢厥冷，不省人事。急用枣汤吞一二百圆，即便回阳，命无不活。但是一切冷疾，盐酒、盐汤空心吞下三四十元，妇人艾醋汤下。此药大能调治荣卫，升降阴阳，安和五藏，洒陈六府，补损益虚，回阳返阴，功验神圣。

● **石斛散**

治虚劳羸瘦，乏力，不[2]食倦怠，多惊畏。

石斛肆钱　牛膝　柏子人　五味子　远志　木香　杏人　肉苁蓉　诃子　陈橘皮　柴胡炒　人参　熟地黄各叁钱　白茯苓肆钱　甘草贰钱　干姜壹钱半　神曲　麦蘖各陆钱

右为细末。每服二钱，米饮调下，食前日二三服。

● **天癸**[3]**八仙丹**

治虚损，补精髓，壮筋骨，益心智，安魂魄，令人悦泽，驻颜轻身，延年益寿，闭固天癸。

伏火朱砂　真磁石　赤石脂　代赭石　石中黄　禹余粮伍味并用醋淬　乳香　没药各壹两

---

[1] 挨：《中华字海》"tū，揣。见玄应《一切经音义》卷五"。
[2] 不：原作"可"，据《圣惠方》卷二十九"石斛散"改。
[3] 天癸：原脱，据目录补。

右为细末，匀研极细。糯米浓饮圆如梧子大，或如豆大。每服一粒，空心盐汤下。有人年几七旬，梦漏羸弱，气惵惵然虚损。得此方服之，顿尔强壮，精气闭固，饮食如故。予常制自服，良验。

治头痛头晕诸[1]方

● 川芎散
治风眩头晕。

山茱萸_{壹两}　山药　甘菊花　人参　茯神　小川芎_{各半两}

右细末。每服二钱，酒调下，不拘时候，日三服。不可误用野菊。庞先生方。

● 钩藤散
治肝厥头晕，清头目。

钩藤　陈皮　半夏　麦门冬　茯苓　茯神　人参　甘菊花　防风_{各半两}　甘草_{壹分}　石膏_{壹两}

右为粗末。每服四钱，水一盏半，生姜七片，煎八分，去滓，温服。

● 玉真圆_{并论证}
治肾气不足，气逆上行，头痛不可忍，谓之肾厥。其脉举之则弦，按之石坚，宜玉真圆。

硫黄_{贰两}　石膏_{煅通赤，研}　半夏_{汤柒洗，各壹两}　硝石_{壹分，研}

上为细末，研匀。生姜汁糊圆如梧子大，阴干。每服三十圆，姜汤或米饮下。更灸关元穴百壮。

《良方[2]》中硫黄圆亦佳。《素问》云：头痛巅疾，下虚上[3]实，过在足少阴、巨阳，甚则入肾，徇蒙招摇，目瞑耳聋；下实上虚，过在

---

[1] 诸：原脱，据目录补。
[2] 良方：即宋代沈存中、苏轼《苏沈良方》。此方存其书卷七，由硫黄、硝石两味组成。
[3] 上：原作"攻"，据《素问·五脏生成》改。

足少阳、厥阴，甚则入[1]肝。下虚者，肾虚也，故肾厥则头痛。上虚者，肝虚也，故肝厥则头晕。徇蒙者，如以物蒙其首。招摇不定，目眩耳聋，皆晕之状也。故肝厥头晕，肾厥巅痛，不同如此。治肝厥，钩藤散在前。

● **治气虚头疼**三方

大附子一个，剜去心，全蝎二个，入在内，以取附子末。同钟乳一分，面少许，水和裹炮熟。都碾为末，以焦黄为度，葱茶调下一钱或半钱。

又方，

大川芎贰个，剉作肆片　　大附子壹个，和皮生为末

上以水和附子末如面剂，裹川芎作四处。如附子末少，入面少许。裹毕，以针穿数孔子，用真脑、麝熏有穴处，内香再捻合穴子。如未觉内有香，即再熏一炷。细罗灰，用铫子内热灰炮熟，末之。每服半钱，葱茶调下，不拘时候。上泗医杨吉老二方，神良。

又方，

好川芎半两为末，每服二钱，腊茶清调下，甚捷。曾有妇人产后头痛，一服愈。

● **白芷圆**

治气虚头晕。

白芷　石斛　干姜各壹两半　细辛　五味子　厚朴　肉桂　防风
茯苓　甘草　陈皮各壹两　白术壹两壹分

上为细末。炼蜜圆如梧子大。每服三十圆，清米饮下，不饥不饱服。乡人邵致远年八十有三，有此疾，得此方，数服即愈。渠云杨吉老传。

● **白附子散**

治风寒客于头中，偏痛无时，久之牵引两目，遂致失明，宜白附

---

[1]　入：原作"在"，据《素问·五脏生成》改。

子散。

白附子壹两　麻黄不去节　川乌　南星各半两　全蝎伍个　干姜　朱砂　麝香各壹分

上为细末。酒调一字，服之去枕少时，此方见《必用方》。庚寅年，一族人患头痛不可忍，一服即差。

● **羚羊角散**

治一切头旋，本因体虚，风邪乘于阳经，上注于头面，遂入于脑。亦因痰水在于胸膈之上，犯大寒，使阳气不行，痰水结聚，上冲于头目，令头旋。

羚羊角　茯神各壹两　芎䓖　防风　半夏汤柒洗　白芷　甘草各半两枳壳　附子各叁分

上为粗末。每服四钱，水一盏半，生姜半分，慢火煎至七分，去滓，不拘时候，温服。

● **养正丹**

治虚风头旋，吐涎不已。

黑铅　水银　硫黄　朱砂各壹两

右用建盏一只，火上熔铅成汁。次下水银，用柳杖子打匀。取下放少时，下二味末打匀，令冷。取下，研为粉。用米饮圆或枣肉圆如梧子大。每服三十粒，盐汤下。此药升降阴阳，补接真气，非止头旋而已。

● **黑龙圆**

治一切中风头疼。

天南星洗　川乌各半斤，黑豆熏叁次　石膏半斤　麻黄　干薄荷各[1]肆两　藁本　白芷各贰两　京墨壹两半

右为细末。炼蜜杵，圆如弹子大。每服一圆，薄荷茶汤嚼下。

---

[1] 各：原脱，据《和剂局方》卷一"黑龙圆"补。

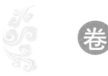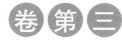

治^[1]风寒湿痹白虎历节走注诸病

● **续断圆**都君予方[2]

治风湿，四肢浮肿，肌肉麻痹，甚则手足无力，筋脉缓急，宜续断圆。

川续断　萆薢　当归切，微炒　附子　防风　天麻各壹两　乳香　没药各半两　川芎叁分

右细末。炼蜜圆如梧桐子大。每服三四十圆，酒或饮下，空心食前。

● **增损续断圆**王吉老方

治荣卫涩少，寒湿从之，痹滞，关节不利而痛者。

川续断　薏苡人　牡丹皮　桂心　山芋　白茯苓　黄芪　山茱萸石斛　麦门冬各壹两　干地黄叁两　人参　防风炙　白术炮　鹿角胶各柒钱

右为细末。炼蜜圆梧子大。每服三四十圆，温酒下，空心食前。

● **川乌**^[3]**粥法**并论证

治风寒湿痹，麻木不仁。

川乌生为末

右用香熟白米作粥半碗，药末四钱，同米用慢火熬熟。稀薄，不要稠。下姜汁一茶脚许，蜜三大匙，搅匀，空腹啜之，温为佳。如是中

---

[1]治：原脱，据目录补。
[2]续断圆都君予方：原脱，据目录补。
[3]川乌：原脱，据目录补。

湿，更入薏苡人末二钱，增米作一中碗服。

此粥大治手足四肢不随，痛重不能举者，有此证预服防之。左氏云"风淫末疾"，谓四肢为四末也。脾主四肢，风邪客于肝则淫脾，脾为肝克，故疾在末。谷气引风湿之药，径入脾经，故四肢得安。此汤剂极有力，予常制此方以授人，服者良验。

● 薏苡人散

治湿伤肾，肾不养肝，肝自生风，遂成风湿，流注四肢筋骨，或入左肩髃，肌肉疼痛，渐入左指中。

薏苡人壹两　当归　小川芎　干姜　甘草　官桂　川乌　防风　茵芋　人参　羌活　白术　麻黄　独活各半两

右为细末。每服二钱，空心、临卧酒调下，日三服。

● 芎附散

治五种痹，腿并臂间发作不定，此脾胃虚，卫气不温分肉，为风寒湿所著。

小川芎　附子　黄芪　白术　防风　熟干地黄　当归　桂心　柴胡　甘草以上各等分

右为粗末。每服四钱，水一盏半，生姜三片，枣一枚，同煎至七分，去滓，食前日三服。常服不生壅热，兼消积冷。

● 麝香圆

治白虎历节，诸风疼痛，游走无定，状如虫啮，昼静夜剧，及一切手足不测疼痛。

川乌大八角者叁个，生用　全蝎贰拾壹个，生　黑豆贰拾壹个，生用　地龙半两，生

右为细末。入麝半字，同研匀，糯米糊为圆如绿豆大。每服七圆，甚者十圆，夜卧令带鬲空，温酒下，微出冷汗一身，便差。

予得此方，凡是历节及不测疼痛，一二服便差。在歙川日，有一贵家妇人，遍身走注疼痛，至夜则发，如虫啮其肌，多作鬼邪治。予曰：此正历节病也，三服愈。

● 麻黄散

历节宜发汗。

麻黄壹两壹分　羌活壹两　黄芩叁分　细辛真华阴者　黄芪各半两

右为粗末。每服五钱，水二盏，煎至八分，去滓温服，接续三四服。有汗慎风。

● 茵芋圆

治历节肿满疼痛。

茵芋　朱砂　薏苡人各壹分　牵牛子壹两半　郁李人半两

右细末。炼蜜杵圆如梧子大，轻粉衮为衣。每服十圆至十五至二十圆，五更初温水下，到晚未利，可再一二服，快利为度，白粥将息。

● 牛蒡子散

治风热成历节，攻手指，作赤肿麻木，甚则攻肩背两膝，遇暑热或大便秘即作。

牛蒡子叁两　新豆豉炒　羌活各壹两　生地黄贰两半　黄芪壹两半

右为细末。汤调二钱服，空心食前，日三服。此病多胸膈生痰，久则赤肿，附着肢节，久久不退，遂成厉风。此孙真人所预戒也，宜早治之。

● 治厉风[1]蓖麻法

治厉风手指挛曲，节间疼不可忍，渐至断落。

蓖麻去皮　黄连剉如豆，各壹两

右以小瓶子入水一升同浸，春夏三日，秋冬五日。后取蓖麻子一粒，擘破，面东以浸药水吞下，平旦服。渐加至四五粒，微利不妨，水少更添，忌动风物。累用得效神良。

● 柏叶散

治厉风。

柏叶　麻黄　山栀子　枳壳　羌活　羊肝石　白蒺藜　升麻　子芩

---

[1] 治厉风：原脱，据目录补。

防风　牛蒡子　荆芥　苋蔚子　大黄_{各半两}　苦参_{壹两}　乌蛇_{壹条}

右为细末。每服二钱，温水调下，日七八服。庞老方。

● **绿灵散**

治风毒疮，如大风疾。

用桑叶，洗，熟蒸，日干，为末。水调二钱服，日四五，无时。出《经验方》。

● **趁痛圆**

治走注历节，诸风软痛，卒中倒地，跌扑伤损。

草乌头_{叁两，不去皮、尖}　熟地黄　南星　半夏曲　白僵蚕　乌药_{各半两，并日干}

右为细末。酒糊圆如梧子大，日干。每服五七粒，空心夜卧温酒下。如跌扑痛，用姜汁和酒研十数粒搽之；如卒中倒地，姜汁茶清研五六圆，灌下，立醒。大知禅师方。

● **乌头圆**_{并论证}

治宿患风癣，遍身黑色，肌体如木，皮肤粗涩，及四肢麻痹，宜服乌头圆。

草乌头一斤，入竹箩子内以水浸，用瓦子于箩内，就水中泷洗，如打菱角法，直候泷洗去大皮及尖，控[1]起令干。用麻油四两，盐四两，入铫内炒令深黄色。倾出油，只留盐并乌头。再炒令黑色，烟出为度。取一枚劈破，心内如米一点白，恰好也。如白多再炒。趁热杵罗为末。用醋糊圆如梧子大，干之。每服三十圆，空心、晚食前，温酒下。

真州资福文雅白老，元祐间有此疾。服数年，肌体黑黟顿除，脚力强健，视听不衰。有一宗人，遍身紫癜风，身如墨。服逾年，体悦泽。教予服之，亦得一年许，诸风疹疮皆除。然性差热，虽制去毒，要之，五七日作乌豆粥啜之为佳。粥法用《豫章集[2]》中者。

---

[1]控：原作"腔"，据《医学纲目》卷二十"乌头丸"改。
[2]豫章集：即北宋黄庭坚《豫章集》。

治风痰停饮痰癖咳嗽诸方[1]

● 化痰圆

治停痰宿饮。

半夏汤洗柒次，别末　人参　白茯苓　白术　桔梗切作小块，姜汁浸，各壹两　枳实　香附子　前胡　甘草各半两

右细末。用半夏、姜汁煮糊圆如梧子大。每服三四十圆，姜汤下。

● 三生圆

治中脘风痰涎饮，眩瞑，呕吐酸水，头疼恶心。

半夏贰两　南星　白附子各壹两

右并生为末。滴水圆如梧子大，以生面衮衣，阴干。每服十圆至二十圆，生姜汤下。

● 旋覆花汤

治心腹中脘痰水冷气，心下汪洋嘈杂，肠鸣多唾，口中清水自出，胁肋急胀，痛不欲食，此胃气虚冷所致。其脉沉弦细迟。

旋覆花　细辛　橘皮　桂心　人参　甘草　桔梗　白芍药　半夏已上各半两　赤茯苓叁分

右为粗末。每服四钱，水一盏半，生姜七片，煎至八分，去滓温服。

● 槟榔圆

治心下停饮冷痰，头目晕眩，睡卧口中多涎。

槟榔叁分　丁香[2]　半夏壹两　细辛　干姜　人参各半两

右细末。姜汁煮糊圆如梧子大。每服二三十圆，姜汤下，日三服。

● 干姜圆

治酒癖停饮吐酸水。《圣惠方》。

---

[1]治风痰停饮痰癖咳嗽诸方：原作"风痰停饮痰癖咳嗽"，据目录补。
[2]丁香：原书无剂量。

干姜　葛根　枳壳　橘红　前胡各半两　白术　半夏曲各壹两　茱萸
甘草各壹分

右细末。炼蜜圆如梧子大。每服三十圆，用饮下。甲寅年，服上二
方有验。

● **芫花圆**并论证

治积聚停饮，痰水生虫，久则成反胃，及变为胃痈，其说在《灵
枢[1]》及《巢氏病源[2]》。

芫花醋制，干秤，壹两　干漆　狼牙根　桔梗炒黄　藜芦炒　槟榔各半
两　巴豆拾个，炒微黑黄

右为细末。醋糊圆如赤豆大。每服二三圆，加至五七圆，食前姜
汤下。

此方常服，化痰，消坚，杀虫。予患饮癖三十年，暮年多嘈杂，痰
饮来潮即吐，有时急饮半杯即止，盖合此证也。因读《巢氏病源论》
酒癖云：饮酒多而食谷少，积久渐瘦，其病常思酒，不得酒则吐，多睡
不复能食。是胃中有虫使然，名为酒癖。此药治之，要之须禁酒即易
治，不禁无益也。予生平有二疾，一则藏府下血，二则鬲中停饮。下血
有时而止，停饮则无时。始因年少时夜坐为文，左向伏几案，是以饮食
多坠向左边。中夜以后稍困乏，必饮两三杯。既卧就枕，又向左边侧
睡，气壮盛时，殊不觉。三五年后，觉酒止从左边下，瀝瀝有声。胁
痛，饮食殊减，十数日必呕数升酸苦水。暑月只是右边身有汗，漐漐常
润，左边病处绝燥。遍访名医及海上方服之，少有验。间或中病，止得
月余复作。其补则如天雄、附子、矾石，其利则如牵牛、甘遂、大戟，
备尝之矣。予后揣度之，已成癖囊，如潦水之有科曰，不盈科不行，水
盈科而行也。清者可行，浊者依然停滀，盖下无路以决之也。是以积之

---

[1] 其说在灵枢："胃脘痈"一说，当见于《素问·病能论》。此篇有云："黄帝问曰，人病胃脘
痈者，诊当何如？岐伯对曰，诊此者当候胃脉，其脉当沉细，沉细者气逆，逆者人迎甚盛，
甚盛则热，人迎者胃脉也，逆而盛，则热聚于胃口而不行，故胃脘为痈也。"
[2] 巢氏病源：隋代巢元方《诸病源候论》卷二一有"胃反候"云"荣卫俱虚，其血气不足，停
水积饮在胃脘则脏冷，脏冷则脾不磨，脾不磨则宿谷不化，其气逆而成胃反也"。

五七日必呕而去，稍宽，数日复作。脾，土也，恶湿，而水则流湿，莫若燥脾以胜湿，崇土以填科臼，则疾当去矣。于是悉屏诸药，一味服苍术，三月而疾除。自此一向服数年，不吐不呕，胸膈宽，饮啖如故，暑月汗周身而身凉。饮亦当中下，前此饮渍其肝，目亦多昏眩，其后灯下能书细字，皆苍术之力也。其法：苍术一斤，去皮，切，末之。用生油麻半两，水二盏，研滤取汁。大枣十五枚，烂煮去皮、核，研。以麻汁匀研成稀膏，搜和，入臼熟杵，圆梧子大，干之。每日空腹用温汤吞下五十圆，增至一百圆、二百圆。忌桃、李、雀、鸽。初服时，必膈微燥，且以茅术制之。觉燥甚，进山栀散一服。久之，不燥矣。予服半年以后，只用燥烈味极辛者，削去皮不浸，极有力，亦自然不燥也。山栀散用山栀子一味，干之，为末，沸汤点服。故知久坐不可伏向一边，时或运动，亦消息之法。

● 紫苏散

治肺感风寒作嗽。

紫苏　桑白皮　青皮　五味子　杏子　麻黄　甘草各等分

右为细末。每服二钱，水一盏，煎至七分，温服。

● 诃子汤

利膈去涎，思食止嗽。

诃子煨，去核　青皮　麦门冬各半两　槟榔肆个　半夏叁分　甘草壹分

右为粗末。每服四钱，水二盏，生姜七片，同煎至七分，去滓温服，日三服。

● 贝母汤

治诸嗽久不差。

贝母壹两，去心，姜制半日，焙　黄芩生用　干姜生，各壹两　陈皮　五味子各壹两　桑白皮　半夏　柴胡　桂心各半两　木香　甘草各壹分

右为粗末。每服五钱，水一盏半，杏人七个，去皮、尖碎之，生姜七片，同煎至七分，去滓热服。黄师文云：戊申冬有姓蒋者，其妻积年嗽，制此方授之，一服差。以此治诸嗽，悉皆愈。

治积聚凝滞五噎鬲气诸病[1]

大抵治积，或以所恶者攻之，以所喜者诱之，则易愈。如硇砂、水银治肉积，神曲、麦蘖治酒积，水蛭、虻虫治血积，木香、槟榔治气积，牵牛、甘遂治水积，雄黄、腻粉治涎积，礞石、巴豆治食积，各从其类也。若用群队之药，分其势则难取效。似宗所谓譬犹猎不知兔，广络原野，冀一人获之，术亦疏矣。须是认得分明，是何积聚，然后增加用药。不尔，反有所损。嗣宗自谓不著书，在临时变通也。

● 缠金丹

治五种积气[2]及五噎[3]，胸鬲不快，停痰宿饮。

丁香　木香　沉香　槟榔　官桂　胡椒　硇砂研　白丁香各壹分
肉豆蔻　飞矾各壹分　马兜铃炒　南星　五灵脂　瓜蒌根　半夏各半两
朱砂叁分，留半为衣

右为细末，入二味研药和匀。生姜汁煮糊圆如梧子大。每服三圆，生姜汤下，或干嚼萝卜下。

● 枳壳散

治心下蓄积，痞闷或作痛，多噫败卵气。

枳壳　白术各半两　香附子壹两　槟榔叁钱

右为细末。每服二钱，米饮调下，日三服，不拘时候。庞老方。

● 诃[4]子圆

治伏积注气，发则喘闷。

诃子　白茯苓　桃人　枳壳　桂心　槟榔　鳖甲　桔梗　白芍药
川芎　川乌　人参　橘红已上各等分

---

[1] 治积聚凝滞五噎鬲气诸病：原作"积聚凝滞五噎鬲气"，据目录补。
[2] 五种积气：指五脏积气。即肝积，名曰肥气；心积，名曰伏梁；脾积，名曰痞气；肺积，名曰息贲；肾积，名曰奔豚。
[3] 五噎：指五种噎证。即气噎、忧噎、劳噎、思噎、食噎。虽五种不同，皆以气为主。
[4] 诃：原作"呵"，后世凡引《本草方》此方者均改作"诃"。

右细末。炼蜜杵圆如梧子大。酒下二十圆，熟水亦得。

● **硇砂圆**

治一切积聚有饮，心痛。

硇砂 京三棱<small>剉末</small> 干姜 香白芷 巴豆<small>出油，各半两</small> 大黄<small>别末</small> 干漆<small>各壹两</small> 木香 青皮 胡椒<small>各壹分</small> 槟榔 肉豆蔻<small>各壹个</small>

右为细末。酽醋二升，煎巴豆五七沸，后下三棱、大黄末，同煎五七沸，入硇砂同煎成稀膏，稠稀得所。便入诸药和匀，杵，圆如绿豆大。年深气块，生姜汤下四五圆；食积，熟水下；白痢，干姜汤下；赤痢，甘草汤；血痢，当归汤，葱酒亦得。

● **紫金丹**

治男子、妇人患食劳、气劳，遍身黄肿，欲变成水。及久患痃癖，小肠膀胱，面目悉黄。

胆矾<small>叁两</small> 黄蜡<small>壹两</small> 青州枣<small>伍拾个</small>

右于瓷合内用头醋五升，先下矾、枣，熳火熬半日以来，取出枣，去皮核。次下蜡，一处更煮半日，如膏，入好腊茶末二两同和，圆如梧子大。每服二三十圆，茶、酒任下。如久患肠风痔漏，陈米饮下。

宗室赵彦才下血，面如蜡，不进食，盖酒病也。授此方服之，终剂而血止，面色鲜润，食亦倍常。新安有一兵士亦如是，与三百粒，作十服，亦愈。

● **感应圆**

治沉积。

丁香 木香<small>各半两</small> 干姜<small>壹两</small> 百草霜<small>贰两</small> 肉豆蔻<small>贰拾个</small> 巴豆<small>陆拾个，取霜</small> 杏人<small>壹百肆拾个</small> 煮酒蜡<small>肆两</small> 麻油<small>壹两，秋冬增半两，减蜡半两</small>

右以二香、姜、蔻为细末，并三味[1]研极匀。炼油蜡和成剂，油纸裹，旋圆如绿豆大。熟水下五七圆。此药近年盛行于世，有数方，惟此真高家。予得之于王景长，用之的有准。

---

[1] 三味：指百草霜、巴豆、杏人。

● 枳壳散

治五种[1]积气，三焦痞塞，胸鬲满闷，背脊引疼，心腹膨胀，胁肋刺痛，食饮不下，噎塞不通，呕吐痰逆，口苦吞酸，赢瘦少力，短气烦闷，常服顺气宽中，消痃癖积聚，散惊忧恚气，宜服枳壳散。

枳壳　京三棱　橘皮　益智人　蓬莪术　槟榔　肉桂各壹两　干姜　厚朴　甘草　青皮　肉豆蔻　木香各半两

右为细末。每服二钱，水一盏，生姜五片，枣一枚，同煎至七分，热服。盐点亦得，不拘时候。

● 五噎[2]鬲气圆

治气食忧劳，思虑五噎。

半夏　桔梗各贰两　肉桂　枳壳各壹两半

右细末。姜汁糊圆如梧子大，姜汤下三十圆，食后、临卧服。

● 薰鬲圆

治胸鬲闷塞作噎。

麦门冬　甘草各半两　人参　桂心　细辛　川椒　远志去心，炒　附子　干姜各贰钱

右细末。炼蜜圆如鸡头大。绵裹一圆，含化，食后、日、夜三服。

治膀胱疝气小肠精漏诸病[3]

● 念珠圆

治膀胱疝气，外肾肿胀，痛不可忍。

乳香　硇砂各叁钱，飞　黄蜡壹两

右乳香研细，硇砂同研匀。熔蜡和圆，分作一百单八，以线穿之，露一夕，次日用蛤粉为衣。旋取一粒，用乳香汤吞下。

---

[1] 种：原作“肿”，据《普济方》卷一六八引本书“枳壳散”改。
[2] 五噎：原脱，据目录补。
[3] 治膀胱疝气小肠精漏诸病：原作“膀胱疝气小肠精漏”，据目录改。

顷年，有人货疝气药，肩上担"人、我"二字，以为招目，日货数千。有一国医多金得之，用之良验。

⬤ 硇砂圆

木香　沉香　巴豆肉_{全者，各壹两}　青皮_{贰两，不去皮}　铜青_{半两，研}
硇砂_{壹分，研}

右前二香、青皮三味细剉，同巴豆熳火炒，令紫色为度，去巴豆，为末，入青、砂二味研匀。蒸饼和圆如梧子大。每服七圆至十圆，盐汤吞下，日二三服，空心食前服。

⬤ 金铃圆

治膀胱肿硬，牵引疼痛，及治小肠气阴囊肿，毛间水出，宜服金铃圆。

金铃子肉_{伍两}　茴香_炒　马蔺花_炒　菟丝子　海蛤　破故纸　海带_{各叁两}　木香　丁香_{各壹两}

右细末。糊圆如梧子大。每服二三十圆，温酒盐汤下，空心食前服。

治小便难，小肠胀，不急治杀人。

右用葱白三斤，细剉，炒令热，以帕子裹，分作两处，更替熨脐下即通。

⬤ 茴香散_{并论证}

治膀胱气痛。

茴香　金铃子肉　蓬莪术　京三棱_{各壹两}　甘草_{半两，炙}

右细末。每服二钱，热酒调下。强幼安云：每发痛甚连日，只一二服立定。

顷在徽城日，歙尉宋荀甫膀胱气作，疼不可忍。医者以刚剂与之，疼愈甚，小便不通三日矣。脐下虚胀，心闷。予因候之，见其面赤黑，脉洪大。予曰：投热药太过，阴阳痞塞，气不得通。为之奈何？宋尉[1]尚手持四神丹数粒，云：医者谓痛不止，更服之。予曰：若服此定

---

[1] 尉：原作"医"，据上文所云"歙尉宋荀甫"改。

毙，后无悔。渠恳求治。予适有五苓散一两许，分三服，易其名，用连须葱一茎，茴香一撮，盐一钱，水一盏半，煎七分，令接续三服。中夜下小便如墨汁者一二升，脐下宽，得睡。翌日诊之，脉已平矣。续用硇砂圆与之，数日差。大抵此疾因虚得之，不可以虚而骤补药。《经》云：邪之所凑，其气必虚，留而不去，其病则实。故必先涤所蓄之邪，然后补之。是以诸方多借巴豆气者，谓此也。

● 茴香圆

治遗精梦漏，关锁不固，金锁丹。亦名茴香圆。

舶上茴香　葫芦巴　破故纸　白龙骨各壹两　木香壹两半　胡桃肉叁柒个，研　羊石子叁对，破开，盐半两擦，炙熟，研如膏

右五味为末，下二味同研成膏。和酒浸蒸饼杵熟，圆如梧子大。每服三五十圆，空心温酒下。

● 清心圆

治经络热，梦漏，心忪恍惚，膈热。

好黄檗皮壹两

右为细末。用生脑子一钱，同研匀，炼蜜圆如梧子大。每服十圆至十五圆，浓煎麦门冬汤下。大智禅师方。梦遗不可全作虚冷，亦有经络热而得之。

● 猪苓圆并论证

右用半夏一两，破如豆大，用木猪苓四两，先将一半炒半夏黄色，不令焦，地上出火毒，半日。取半夏为末，糊圆如梧子大，候干。更再用前猪苓末二两，炒微裂，同用不泄沙瓶养之。空心温酒、盐汤下三四十圆，常服于申未间[1]，冷酒下。

此药治梦遗。有数种，下元虚惫，精不禁者，宜服茴香圆。年壮气盛，久节淫欲，经络壅滞者，宜服清心圆。有情欲动中，《经》所谓所愿不得，名曰白淫，宜《良方》茯苓散。正如瓶中煎汤，气盛盈溢者，

---

[1] 申未间：指下午时分，下午1点到5点。

如瓶中汤沸而溢；欲动心邪者，如瓶之倾侧而出；虚惫不禁者，如瓶中有罅而漏。不可一概用药也。又有一说，《经》曰：肾气闭即精泄。《素问》云：肾者作强之官，伎巧出焉。又曰：肾气藏精。盖肾能摄精气以生育人伦者也，或敛或散，皆主于肾。今也肾气闭，则一身之精气无所管摄，故妄行而出不时也。猪苓圆一方，正为此设，此古方也。今盛行于时，而人多莫测其用药之意。盖半夏有利性，而猪苓导水，盖导肾气使通之意也。予药囊中尝贮此药，缓急以与人三五服，皆随手而验。林监丞庇民，亦数服而愈。

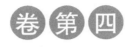

卷第四

治翻胃呕吐诸病[1]

● 附子散

治翻胃。

附子一枚极大者，坐于砖上，四面着火，渐渐逼热，淬入生姜自然汁中，再用火逼，再淬，约尽姜汁半碗，焙干，末之。每服二钱，水一盏，粟米少许，同煎七分，不过三服。

● 鲫鱼散

大鲫鱼一个，去肠留胆，纳绿矾末，填满缝口，以炭火炙令黄干，为末。每服一钱，陈米饮调下，日三服。

● 枇杷叶散

定呕吐，利膈。

枇杷叶去毛　人参各壹钱　茯苓半两　茅根贰两，切　半夏壹钱，切

右细剉。每服四钱，水一盏半，生姜七片，熳火煎至七分，去滓，入槟榔末半钱，和匀服之。庞老方。

● 白术散

食后多吐，欲作翻胃。

泽泻　白术　茯苓各等分

右为细末。每服一钱，汤调温服。

● 竹茹汤

治胃热呕吐。

---

[1] 治翻胃呕吐诸病：原作"翻胃呕吐"，据目录补"治"及"诸病"。后同不注。

干葛叁两　甘草叁钱　半夏叁钱，姜汁半盏，浆水壹升煮，耗半

右粗末。每服五钱，水二盏，姜三片，竹茹一弹大，枣一枚，同煎至一盏，去滓温服。

有热者，手足心热。政和中，一宗人病伤寒，得汗身凉。数日，忽呕吐，药与饮食俱不下。医者皆进丁香、藿香、滑石等药，下咽即吐。予曰：此正汗后余热留胃脘，孙兆竹茹汤政相当尔。亟治药与之，即时愈。《良方》槐花散亦相类。

● 青金丹

治霍乱吐泻不止及转筋，诸药不效者。一粒治一人。

硫黄壹两，研　水银捌钱

右二味，铫子内炒，柳木篦子不住搅匀，更以柳枝蘸冷醋频频洒，候如铁色，法如青金块方成，刮下再研如粉。留少半为散，余以粽子尖三个，醋约半盏，研，稀稠得所。成膏和圆如鸡头大，朱砂为衣。每服一圆，煎丁香汤磨化下，热服。如服散子，丁香汤调下一钱。伤寒阴阳乘伏，用龙脑冷水磨下，日二三服。

● 香灵圆

治呕吐不止。

丁香　好辰砂研，各陆钱　五灵脂肆钱

右香、脂先细末，后入砂，再研匀。狗胆或猪胆为圆如鸡头大，每服一圆，生姜橘皮汤磨下。

治藏府泄滑及诸痢诸病[1]

● 诃子圆

治脾胃不和，泄泻不止，诸药不效。

---

[1] 治藏府泄滑及诸痢诸病：原作"脏腑泄滑及诸痢"。此标题目录中脱，今据目录标题体例补改。

诃子皮　川姜　肉豆蔻　龙骨　木香　赤石脂　附子各等分

右细末。糊圆如梧子大，每服四十圆，米饮下。

● 鞠䕌圆 并论证

治脾胃中风湿，藏府泄滑。

芎䕌　神曲　白术　附子等分

右为细末。用糊圆如梧子大。每服三五十圆，米饮下。

左氏述楚子围萧，萧将溃，无社告申叔展，曰：有麦曲乎？有山鞠乎？鞠䕌，芎䕌也。意欲令逃水中以避祸，是知芎䕌能除湿。予尝加术、附以制方，治脾湿而泄者，万无不中。此药亦治飧泄。《素问》云：春伤于风，夏必飧泄。飧泄者，食谷不化。盖春木旺时，肝生风邪，淫于脾经，至夏饮冷当风，故多飧泄。此药尤宜。

● 陈曲圆

磨积止泄痢，治心腹冷痛。

陈曲壹两半　干姜　官桂　白术　当归　厚朴　人参　甘草各半两

右细末。炼蜜圆如梧子大。每服三四十圆，酒或淡醋汤下，空心食前，日二服。发时不时增数。

● 木香圆

治冷气下泻。

木香半两　川乌壹两，生

右细末。醋糊圆如梧子大。陈皮醋汤下三五十圆。

● 温脾汤

治痼冷在肠胃间，连年腹痛泄泻，休作无时，服诸热药不效。宜先取去，然后调治易差。不可畏虚以养病也，宜温脾汤。

厚朴　干姜　甘草　桂心　附子生，各半两　大黄生，肆钱，碎切，汤壹盏渍半日，搦去滓，煎汤时，和滓下

右细剉。水二升半，煎八合后，下大黄汁再煎六合，去滓，澄去脚。不要晚食，分三服温服，自夜至晓令尽。不快，食前更以干姜圆佐之。

● **干姜圆**

干姜　巴豆去心，炒黄，研　大黄　人参各壹两

右除巴豆，余为末，同研。炼蜜圆如梧子大。服前汤时用汤吞下一圆，米饮亦得。

有人因忧愁中伤食，结积在肠胃，故发吐利。自后至暑月，稍伤则发，暴下数日不已。《玉函》云：下利至高年月日不期而发者，此为有积，宜下之。只用温脾汤尤佳。如难取，可佐以干姜圆，后服白术散。

● **白术散**

白术　木香　附子　人参各等分

右细末。每服二钱，水一盏，生姜三片，枣一枚，煎六分，温服。

● **灵砂丹**

治积痢。

硇砂壹分　朱砂壹分，并研极细

右另用黄蜡半两，巴豆三七粒，去壳、皮膜，同于银石器内重汤煮一伏时，候巴豆紫色为度。去二七粒，只将一七粒与前来二味同再研极匀。再熔蜡匮药，每旋圆绿豆大，每服三圆至五圆。水泻生姜汤下，白痢艾汤，赤白痢乌梅汤。服时须极空腹，服毕一时，方可吃食。临卧尤佳，次食淡粥一日。疟疾，乳香汤面东服，不发日晚间服。

此药不动气，服之泻者止，痢者断，疼者愈，有积者内化，亦不动藏府。大凡痢有沉积者，不先去其积，虽安，暂安后必为害。尝记陈侍郎泾仲，庚戌秋过仪真求诊。初不觉有疾，及诊视，则肝脉沉弦，附骨取则牢。予曰：病在左胁有血积，必发痛。陈曰：诚如是。前此守九江被召，冒暑涉长江，暨抵行朝，血痢已数日矣。急欲登对，医者以刚剂燥之，虽得止数日，脐下一块大如杯，不旬日如碗大，发则不可忍。故急请公祠以归，为之奈何？予曰：积痢不可强止，故血结于脐胁下，非抵党圆不可。渠疑而不肯服，次年竟以此终。

● **木香散**

治诸痢。

木香_{半两，用黄连半两各剉，同炒用}　甘草_{炙，壹两}　罂粟壳_{剉[1]，生姜半两同炒}

右细末。入麝少许研匀，陈米饮下二钱。佛智和尚传，云在闽中尝合以济人，治血痢尤奇。

● 五味子散

治肾泄。

五味子_{贰两}　吴茱萸_{半两，细粒绿色者}

右二味同炒香熟为度，细末。每服二钱，陈米饮下。顷年有一亲识，每五更初欲晓时，必溏痢一次，如是数月。有人云：此名肾泄，肾感阴气而然，得此方服而愈。

治虚热风壅喉闭清利头目诸病

● 利膈汤

治虚烦上盛，脾肺有热，咽喉生疮。

鸡苏叶　荆芥穗　防风　桔梗　人参　牛蒡子_{隔纸炒}　甘草_{各壹两}

右细末。每服一钱，沸汤点服。如咽痛口疮甚者，加僵蚕一两。国医都君予方。

● 川芎散

治风盛膈壅，鼻塞清涕，热气攻眼，下泪多眵，齿间紧急，作偏头疼。

川芎　柴胡_{各壹两}　半夏曲　甘草_炙　甘菊　细辛　人参　前胡　防风_{各半两}

右为粗末。每服四钱，水一盏，生姜四片，薄荷五叶，同煎至七分，去滓温服。

● 芎辛圆

治头痛面赤，烦闷咽干，上膈风痰，头目晕昏，百节疼痛，背项

---

[1] 剉：此前脱剂量。

拘急。

川芎　防风　僵蚕　独活各壹两　桔梗叁两　天麻肆两　细辛　白附子　羌活　甘草各半两　薄荷　荆芥穗各壹两半

右细末。炼蜜圆如弹子大。每服一粒，茶、酒吞下，食后。

◎ 通膈圆

治上焦虚热，肺、脘、咽、膈有气如烟抢上。

黄连　茯苓　人参各叁两　朱砂壹分　真脑子少许

右细末，研匀。炼蜜圆如梧子大。熟水下三五圆，日二三服。

◎ 门冬圆

治心经有热。

麦门冬壹两　川黄连半两

右细末。炼蜜圆如梧子大。食后，熟水下二三十圆。

◎《千金》地黄圆

治心热。

川黄连肆两，粗末　生地黄半斤，研取汁，连滓，贰味匀，日干

右细末。炼蜜圆如梧子大。每服三十圆，食后，门冬汤下。

◎ 人参散

治邪热客于经络，肌热痰嗽，五心烦躁，头目昏痛，夜多盗汗。此药补和真气，解劳倦，妇人血热虚劳骨蒸，并皆治，宜服人参散。

人参　白术　白茯苓　柴胡　半夏曲　当归　赤芍药　干葛　甘草各壹两　子芩半两

右为细末。每服三钱，水一盏，生姜四片，枣二枚，煎至八分，不拘时候带热服。但是有劳热证，皆可服，热退即止。大抵透肌解热，干葛第一，柴胡次之，所以升麻葛根汤为解肌之冠也。

◎ 清气散

调荣卫，顺三焦，治风壅，消痰涎，退烦热。

前胡　柴胡　川芎　枳壳　白术　青皮　羌活　独活　甘草　茯苓　人参各等分

右为末。每服二钱，水一盏，荆芥一穗，煎七分，服。此方败毒散中去桔梗，加白术、青皮，增损亦有理，用之良验。

● 柴胡散

治邪入经络，体瘦肌热，推陈致新，解利伤寒时疾、中暍伏暑。

柴胡肆两　甘草壹两

右细末。每服二钱，水一盏，同煎至八分，食后热服。此药冬月可以润心肺，止咳嗽，除壅热；春夏可以御伤寒时气，解暑毒。居常不可缺，兼不以长幼，皆可服之，仓卒可以使得效。

● 地仙散

治骨蒸肌热，解一切虚烦躁，生津液。

地骨皮洗　防风各壹两　甘草壹分

右细末。每服二钱，水一盏，生姜三片，竹叶七片，煎至七分，服，信效。一方增人参半两，鸡苏一两，甘草添一分。

治肿满水气蛊胀诸病

● 葶苈圆

治腹中有湿热气，目下作肿，如新卧起之状，两足胫微肿。病在肾，肾者少阴也；标在肺，肺者太阴也。故中满，气急咳嗽，喘息有音，每就卧则右胁有气上冲肩腋与缺盆，相牵引不快，少思饮食。

甜葶苈半两　郁李人烫去皮尖，熬紫色，秤参分，贰味别研如膏，令极匀　白术半两　牵牛子半两，一半生、一半熟用　桑白皮　赤茯苓　汉防己　羌活　陈橘皮　泽泻已上各参分

右细末，与上二味同研。炼蜜和，入臼内治之，圆如梧子大。初服十圆，空心晚食前，日二服，生姜橘皮汤下。不知，加至二三十圆，以知为度。

● 实脾散

治脾元虚浮肿。

大附子_{壹个} 草果 干姜_{各贰两} 甘草_{壹两} 大腹_{连皮，陆个} 木瓜_{壹个，去穰，切片}

右用水于砂器内同煮，一半以来，擘开干姜心内不白为度，不得全令水干，恐近底焦。取出，剉，焙，为末。每服空心日午，用沸汤点服。

◎ 羌活散

治水气。

羌活 萝卜子_{各等分}

右同炒香熟，去萝卜子不用，末之。温酒调下二钱，一日一服，二日二服，三日三服，取效。嘉兴主[1]簿张昌时传方。

◎ 大枣汤

治四肢肿满。

白术三两，㕮咀。每服半两，水一盏半，大枣三枚，拍破，同煎至九分。去滓温服，日三四服，不拘时候。

◎ 茯苓散

治肿满小便不利。

郁李人_{肆钱} 槟榔_{贰个} 赤茯苓 白术 甘遂_{切片，炒，各壹钱} 橘皮_{壹钱半}

右细末。每服一钱，姜枣汤调下。

◎ 又方

厚朴_{半两} 牵牛子_{贰两，炒，取末贰两}

右细末。每服二钱，煎姜枣汤调下。

◎ 知母汤_{并论证}

治游风攻头面，或四肢作肿块。

知母_{壹两} 麻黄 黄芪 甘草 羌活 白术 枳壳_{各半两}

右粗末。每服四钱，水一盏半，牛蒡子百粒，研碎，煎至七分，温，日三四服。觉冷不用牛蒡子。

---

[1] 主：原脱"主"字，据《普济方》卷一百九十二"羌活散"改。

有一达官，其母年七十中风，手足拘挛，平日只是附子之类扶养。一日面浮肿，手背亦肿。寻常有一国医供药，诊之是水病，欲下大戟、牵牛以导之。其家大惊忧惶，召予议之。予曰：《素问》称面肿曰风，足胫肿曰水。此服附子大过，正虚风生热之证，咽必噎塞，鬲中不利。诚言。予乃进升麻牛蒡团参汤，继以知母汤，三日即便愈。

尝见一医书中论水蛊二[1]病，脐腹四肢悉肿者为水，但腹胀四肢不甚肿者为蛊。有中表一妇人患蛊病，予谓不可下，当实脾。不然之，卒后入棺木，腹与棺盖平。治蛊宜石中黄圆。

治肾藏风及足膝腰腿脚气诸病[2]

● 治肾藏风攻注脚膝方并论证

连珠甘遂壹两　　木鳖子贰个，一雌一雄，去壳

右为末。猵猪腰子二个，批开，药末一钱掺匀，湿纸裹数重，煨火煨熟，放温。五更初细吞[3]，米饮下。

积水多则利多，少则少也，宜软饭将息。若患一脚，切看左右，如左脚用左边腰子，右用右边者，药末止一钱。壬子年，在毗陵有姓马人鬻酒，久不见，因询其亲。云：宿患肾藏风，今一足发肿如瓠，自腰以下，钜细通为一律，痛不可忍，卧欲转侧，则两人挟持方可动，或者欲以铍刀决之。予曰：未可，予有药。当合以赠，如上法服之。辰巳间下脓如水晶者数升，即时痛止肿退。一月后尚拄拐而行，予再以赤乌散令涂贴其膝，方愈。后十年过毗陵，率其子列拜以谢。云：向脚疾至今不复作，虽积年肾藏风并已失，今健步不苦矣。

● 乌头圆

治肾藏风上攻下疰，生疮并癣。

---

[1] 蛊二：原作"虫三"，据下文提到"水""蛊"二病改。
[2] 治肾藏风及足膝腰腿脚气诸病：原作"肾藏风及足膝腰腿脚气等疾"，据目录改。
[3] 吞：此字疑误。按文义，当以"嚼"字为宜。

川乌贰两　草乌壹两，贰味以黑豆半升煮透软，去皮脐，切，日干　天麻　地龙去土，秤　白附子各半两

右为细末。酒糊圆如梧子大。每服二三十圆，空心食前，盐酒、盐汤吞下。

◉ 虎骨酒

去风，补血益气，壮筋骨，强脚力。

虎胫骨真者　萆薢　仙灵脾　薏苡人　牛膝　熟地黄各贰两

右细剉，绢袋盛，浸酒二斗。饮子一盏，入一盏可得百日。妇人去牛膝。

◉ 虎骨酒

治脚腰疼痛，挛急不得屈伸，及腿膝冷麻。

虎骨一具及胫骨二茎，用酥涂炙黄，捶碎，同无灰酒三斗，密封七日。空心晚食前温之，随意饮。

◉ 槟榔汤

治脚气。

槟榔末叁钱匕　生姜叁片　紫苏柒叶　陈皮叁枚

右以水一大盏，煎七分，去滓，稍热服。

少府监韩正彦暴得疾，手足不举，诸医以为风，针灸臂腿不知痛。孙兆作脚气，与此药乃愈。

◉ 地黄圆

益气血，补肝元，祛风湿，壮脚膝。

熟干地黄壹两　牛膝　石斛各叁分　肉苁蓉　茵芋　防风　川芎　五味子　桂心　附子　薏苡人各半两

右为末。炼蜜圆如桐子大。每服三四十圆，酒吞下，空心食前服。

◉ 思仙续断圆

治肝肾风虚气弱，脚膝不可践地，腰脊疼痛，风毒流疰下经，行止艰难，小便余沥。此药补五藏内伤，调中益精凉血，坚强筋骨，益智轻身耐老。

思仙木伍两，即杜仲也　五加皮　防风　薏苡人　羌活　川续断　牛膝各叁两　萆薢肆两　生地黄伍两

右细末。好酒三升化青盐三两，用大木瓜半斤，去皮子，以盐酒煮木瓜成膏和杵，圆如梧子大。每服三五十圆，空心食前，温酒、盐汤下。膏子少，益以酒糊。

● 续骨丹

治两脚软弱，虚羸无力，及小儿不能行。

天麻明净大者，酒浸壹日　白附子　牛膝　木鳖子各半两　乌头壹分，炮　川羌活半两　地龙去土秤，壹分　滴乳　真没药各项钱　朱砂壹钱

右以生天南星末一两，无灰酒煮糊圆如鸡头大，朱砂为衣，薄荷汤磨一粒，食前服。

● 茵芋圆

治风气积滞成脚气，常觉微肿，发则或痛。

茵芋叶剉，炒　薏苡人各半两　郁李人壹两　牵牛子叁两，生取末壹两半

右细末。炼蜜圆如梧子大。每服二十圆，五更姜枣汤下。未利加至三十圆，日三，快利为度。白粥补。

● 薏苡人圆并论证

治腰脚走注疼痛，此是脚气。

薏苡人　茵芋　白芍药　牛膝　川芎　丹参　防风　独活各半两　熟干地黄　侧子壹个[1]　桂心　橘皮各壹两

右细末。炼蜜圆如梧子大。每服三四十圆，酒下，食前，日三服，木瓜汤下亦得。

今人谓之脚气者，黄帝所谓缓风湿痹也。《千金》云顽弱名"缓风"，疼痛为"湿痹"。大抵此疾不可以三五服便效，须久服得力。唐张文仲云：风有一百二十四种，气有八十种，唯脚气、头风、上气，常须服药不绝，自余则随其发动，临时消息。但有风气之人，春末夏初及

---

[1] 侧子壹个：疑互。当位于全方最后。

秋暮得通泄，则不困剧。所谓通泄者，如麻黄、牵牛、郁李人之类是也，不必苦快利药也。

● 鹿茸圆

治肾虚腰痛。

鹿茸不拘多少，切作片子，酥炙黄，末之。酒糊圆如梧子大，空心食前，盐汤下三五十圆。

● 药棋子

治腰腿痛气滞。

牵牛不拘多少，用新瓦入火煿得通赤，便以牵牛顿在瓦上，自然一半生，一半熟，不得拨动，取末一两，入细研硫黄一分，同研匀，分三分，每用白面一匙，水和捍开，切作棋子，五更初以水一盏煮熟，连汤温送下。住即已，未住，隔日再作。予尝有此疾，每发只一服痛止。《病源》曰：腿腰痛者，或堕伤腰，是以痛。

卷第五

治肠风痔漏藏毒下血诸病[1]

● **玉屑圆**并论证

治肠风泻血久不止。

槐根白皮去粗皮　苦楝根去皮，各叁两　椿根白皮肆两，叁味于九月后、二月前取软者日干　天南星　半夏各半两，并生　威灵仙壹两　寒食面叁两

右为末。滴水圆如桐子大，干之。每服三十圆，水八分一盏，煎沸，下圆子煮令浮，以匕抄取，温温送下。不嚼，空心食前服。

顷年有一人下血几盈盆，顿尔疲苶[2]。诸药皆不效。予曰：此正肠风。令服玉屑圆，三服止。予苦此疾三十年，蓄下血药方近五十余品。其间或验或否，或始验而久不应，或初不验弃之，再服有验者。未易立谈。大抵此疾品类不同，对病则易愈。如下清血色鲜者，肠风也；血浊而色黯者，藏毒也；肛门射如血线者，虫痔也。亦有一种[3]下部虚，阳气不升，血随气而降者。仲景云：脉弦而大，弦则为减，大则为芤。减则为寒，芤则为虚。寒虚相搏，此名为革。妇人则半产漏下，男子则亡血失精。此下部虚而下血者也。若得革脉，却宜服温补药。虫痔宜熏，《千金》用猬皮艾者佳。予尝作，颇得力。

● **蒜连圆**

治藏毒。

---

[1] 治肠风痔漏藏毒下血诸病：原作"肠风泻血痔漏脏毒"，据目录改。
[2] 苶：niè，意为疲劳之貌。
[3] 种：原作"肿"，据《普济方》卷三七引《本事方》"玉屑圆"改。

鹰爪黄连，末。用独头蒜一颗，煨香烂熟，研和。入臼治熟，圆[1]如梧子大。每服三四十圆，陈米饮下。

◎ 槐花散

治肠风藏毒。

槐花炒　柏叶烂杵，焙　荆芥穗　枳壳

上修事了，方秤等分，细末。用清米饮调下二钱，空心食前服。

◎ 椿皮圆

《巢氏病源》论：肠癖为痔。久困饱食过度，房室劳损，血气流溢，渗入大肠，冲发于下，时便清血，腹中刺痛，病名脉痔[2]。又论[3]：脾毒肠风，本缘荣卫虚弱，风气进袭，因热乘之，使血气流散，积热壅遏，血渗肠间，故大便下血。宜椿皮圆。

臭椿花皮[4]刮去粗皮，焙干，肆两　苍术　枳壳各二两

右细末。醋糊圆如梧子大。空心食前，米饮下三四十圆。

◎ 治肠痔在腹内有鼠奶下血方

白芜荑　贯众　狼牙根　椿东引根白皮　槐东引根白皮　猬皮炙焦，各壹分　雄黄半两　白鳝头壹个，炙焦

右细末。腊月猪脂和，一圆弹子大。绵裹，内下部，日三易。

◎ 治痔有鼠乳结核作渴疼痛方

皂角醋炙　黄芪　荆芥　槐子　穿山甲　木香　露蜂房炒焦　猬皮　鳖甲醋炙　桔梗　芍药各壹分　大黄半两

右细末。炼蜜圆如梧子大。每服二三十圆，温汤下，食前，日三服。未知，加至四五十圆。

---

[1] 圆：原脱，《普济方》卷三八引《本事方》"蒜连圆"补。
[2] 脉痔：隋代巢元方《诸病源候论》卷三四"脉痔候""肛边生疮，痒而复痛，出血者，脉痔也"。
[3] 又论：此下之论，或见于《诸病源候论》卷三四"诸痔候"。其论云："诸痔皆由伤风，房室不慎，醉饱合阴阳，致劳扰血气，而经脉流溢，渗漏肠间，冲发下部。"
[4] 皮：原作"花"。据方名"椿皮圆"，药后炮制法云"刮去粗皮"，故不可能是花。《医学纲目》卷十七"椿皮丸"改"花"为"皮"，从之。

● **黄芪圆**

治远年肠风痔漏。

黄芪　枳壳　威灵仙各贰两　续断炒　槐角子　北矾枯　当归炒　干
姜　附子　生熟地黄　连翘炒，各半两

右细末。炼蜜圆如梧子大。米饮下三十圆。晁推官方。

● **鳖甲圆**

治肠痔。

鳖甲　猬皮炙黑焦　穿山甲炙焦　白矾枯　附子　猪牙皂角各半两，炙
焦，存二分性　麝香壹分，研

右细末，研匀。蒸饼圆如梧子大。米饮下二十圆，食前，日三服。

● **又方**

槐花炒　白矾枯，各壹两　附子半两

右细末。蒸饼圆如梧子大。每服二十圆，米饮下，食前，日三服。
以上二方庞老。

治衄血吐血咯血诸病[1]

● **茜梅圆**

治衄血无时。

茜草根　艾叶各壹两　乌梅肉焙干，半两

右细末。炼蜜圆如梧子大，乌梅汤下三十圆。

《经》云[2]：天暑地热，经水沸溢。盖血妄行，阳胜阴也。鞠运若
茂之尝苦此疾，予授此方令服，后愈。三黄散亦得。

● **三黄散**

大黄壹两　黄连半两　黄芩[3]半两

---

[1] 治衄血吐血咯血诸病：原作"衄血吐血咯血方"，据目录改。
[2] 经云：此后所论见《素问·离合真邪论》，作"天暑地热，则经水沸溢"。
[3] 黄芩：此下原衍"各"字，删之。《四库本》前二味药均无剂量，此处有"各"字。

右细末。每服二钱，新水调下，蜜水亦得。

● 又方

山栀子不拘多少，烧存性，末之。搐入鼻中，立愈。

蔡子渥传云：同官无锡监酒赵无疵，其兄衄血甚，已死入殓，血尚未止。偶一道人过门，闻其家哭，询问其由。道人云：是曾服丹或烧炼药，予有药，用之即活。囊间出此药半钱匕，吹入鼻中，立止。良久得活。并传此方。

● 治鼻衄过多昏冒欲死 梅师方

用香墨浓研，点入鼻中。

● 天门冬圆

润肺安血止嗽，治吐血咯血。

天门冬壹两　甘草　杏人炒　贝母　白茯苓　阿胶各半两

右细末。炼蜜圆如弹子大，咽津含化一圆。日夜可十圆，不拘时候。

● 黄芪散

因嗽咯血成劳，眼睛疼，四肢倦怠，脚无力。

黄芪　麦门冬　熟地黄　桔梗各半两　甘草壹分　白芍药半两

右粗末。每服四钱，水一盏半，姜三片，煎七分，去滓，温服，日三。

● 扁豆散

治久嗽咯血成肺痿，多吐白涎，胸鬲满闷，不食。

白扁豆　生姜各半两　枇杷叶去毛　半夏　人参　白术各壹分　白茅根叁分

右细剉。水三升，煎至一升，去滓，下槟榔末一钱，和匀，分四服，不拘时候。

● 神传膏 并论证

治劳瘵吐血，损肺及血妄行。

剪草一斤，婺、台州皆有，惟婺州者可用。状如茜草，又如细辛。

每用一斤，洗净为末。入生蜜一斤，和为膏。以器盛之，不得犯铁。九蒸九曝，日一蒸曝。病人五更起，面东坐，不得语，用匙抄药和粥服，每服四匙。良久，用稀粟米饮压之。药冷服，粥饮亦不可太热，或吐或下皆不妨。如久病肺损咯血，只一服愈。寻常咳嗽血妄行，每服一匙可也。

治眼目头面口齿鼻舌唇耳诸病

● 羊肝圆

镇肝明目。

羖羊肝壹具，新瓦盆中煿干，更焙之。肝若大，止用一半　甘菊花　羌活　柏子人　细辛　官桂　白术　五味子各半两　黄连叁分

右细末。炼蜜圆如梧子大，空心食前，温水下三四十[1]圆。

● 又方并论证

白羖羊肝只用子肝壹片，薄切，新瓦上煿干　熟地黄壹两半　菟丝子　车前子　麦门冬　蕤人　决明子　泽泻　地肤子去壳　防风　黄芩　白茯苓　五味子　枸杞子　茺蔚子　杏人大者，炒　细辛华阴者　苦葶苈　桂心　青葙子已上各壹两

右细末。炼蜜圆如梧子大，每服三四十圆，温水下，日三服，不拘时候。

张台卿尝苦目暗，京师医者，令灸肝俞，遂转不见物，因得此方服之，遂明。有一男子内障，医治无效，因以余剂遗之。一夕，灯下语其家曰：适偶有所见，如隔门缝见火者。及旦视之，眼中翳膜且裂如线。张云：此药灵，勿妄与人，忽之则无验。予隘之，且欲广其传也。

● 又方并论证

羌活　川芎　旋覆花　防风各半两　甘草　苍术泔浸一夕，去皮，日干，

---

[1] 十：原作"下"，据《龙木论》卷七引《本事方》"羊肝圆"改。此书成书年代尚无定论。

不见火　楮叶　桑叶并八月采，阴干秤，以上各壹两　甘菊花　楮实　蝉蜕　木贼各壹分

右木臼中治为末。茶清调下二钱，早晚食后临卧，各一服。

暴赤眼亦治。赤眼忌湿面[1]及酒。楮叶须真无实者，余不堪。不尔，诸药悉无效。合时不得焙及犯铁器。予观此方，取楮叶必无实者，盖阴阳二物相匹配尔。有实者阳也，无实取叶者阴也。所以不得其真，诸药悉无效。

● **菊花散**

治肝肾风毒，热气上冲，眼痛。

甘菊花　牛蒡子炒熟，各八两　防风叁两　白蒺藜去刺，壹两　甘草壹两半

右细末。每服二钱，熟水调下，食后临卧服。

● **地黄圆**并论证

《素问》云：久视伤血。血主肝，故勤书则伤肝，主目昏。肝伤则自生风，热气上凑目，其昏亦甚。不可专服补药，须服益血镇肝明目药。

熟干地黄壹两半　黄连　决明子各壹两　没药　甘菊花　防风　羌活　桂心　光明朱砂各半两

右细末。炼蜜圆如梧子大，每服三十圆，熟水下，食后，日三服。

读书之苦，伤肝损目，诚然。晋范宁尝苦目痛，就张湛求方。湛戏之曰：古方宋阳子少得其术，以授鲁东门伯，次授左丘明，遂世世相传。以及汉杜子夏，晋左太冲，凡此诸贤，并有目疾，得此方，云：用损读书一，减思虑二，专内视三，简外观四，旦起晚五，夜早眠六。凡六物，熬以神火，下以气筛，蕴于胸中。七日然后纳诸方寸，修之一时，近能数其目睫，远视尺棰之余。长服不已，洞见墙壁之外，非但明目，乃亦延年。审如是而行之，非可谓之嘲戏。亦奇方也。

---

[1] 面：原作"麸"，据《龙木论》卷七引《本事方》"羊肝圆"后"又方"改。

● **治头风冷泪**庞安常二方[1]

甘菊 决明子各叁分 白术 羌活 川芎 细辛 白芷 荆芥穗各半两

右细末。每服一钱，温[2]汤调下，食后，日三服。

又方：

川芎 甘菊 细辛 白术 白芷已上各壹分

右细末。蜡圆如黍米大，夜卧纳二圆目中，一时辰换一圆。

荀牧仲顷年尝谓予曰：有一人视一物为两，医者作肝气有余，故见一为二，教服补肝药，皆不验。此何疾也？予曰：孙真人云目之系上属于脑，后出于脑中。邪中于颈，因逢身之虚，其入深，则随目系入于脑则转，转则目系急，急则目眩以转。邪中其睛，所中者不相比，则睛散，睛散则歧，故见两物也。令服驱风入脑药得愈。

● **犀角升麻汤**并论证[3]

王检正希皋，昔患鼻额间痛，或麻痹不仁，如是者数年。忽一日连口唇颊车发际皆痛，不可开口，虽言语饮食亦相妨。左额与颊上常如糊急，手触之则痛。予作足阳明经络受风毒，传入经络，血凝滞而不行，故有此证。或者以排风、小续命、透冰丹之类与之，皆不效。予制此犀角升麻汤赠之，服数日而愈。

上等犀角壹两壹分 真川升麻壹两 防风 羌活各叁分 川芎 白附子 白芷 黄芩各半两 甘草壹分

右粗末。每服四大钱，水一盏半，煎至八分，去滓，通口服，食后临卧，日三四服。

足阳明胃也。《经》云：肠胃为市[4]。又云：阳明多血多气[5]。

---

[1] 庞安常二方：庞安常存《伤寒总病论》。今本此书未见此二方。
[2] 温：原作"湿"，据《龙木论》卷七引《本事方》"治头风冷泪方庞安常"改。
[3] 犀角升麻汤并论证：原脱，据目录补。
[4] 肠胃为市：今本《素问·阴阳应象大论》云"六经为川，肠胃为海"。未见"肠胃为市"之说。
[5] 阳明多血多气：《素问·血气形志》云"阳明常多气多血"。

胃之中，腥膻五味，无所不纳，如市鄽无所不有也。六经之中，血气俱
多，腐熟饮食，故食之毒聚于胃。故此方以犀角为主，解饮食之毒也。
阳明经络环唇挟口，起于鼻交颏中，循颊车上耳前，过客主人，循发
际，至额颅。故王公所患，皆此一经络也。故以升麻佐之，余药皆涤除
风热。升麻、黄芩专入胃经。稍通医者自能晓。

● **治鼻塞脑冷方**[1]

治鼻塞清涕出，脑冷所致。

通草　辛[2]夷各半两　细辛　甘遂　芎䓖　桂心　附子各壹两

右细末。蜜圆绵裹纳鼻中，密封塞，勿令气泄。圆如大麻子，稍
加。微觉小痛，捣姜为圆即愈。

此《千金》方也，治脑冷所致。此疾亦有脑热者，亦有肺寒者。
《素问》云：胆移热于脑，则辛颏鼻渊[3]。又曰：泣涕者脑也，脑渗为
涕[4]。又曰：肺之液为涕[5]。其来各有由矣，当审详之。鼻渊者，浊
涕下不止，清浊亦自异。

● **治肺风鼻赤酒瘟方**二方并证[6]

老山栀为末，溶黄蜡等分和为圆弹子大。空心茶、酒嚼下，半月
效。忌酒、炙、煿。

又方：用枇杷叶去毛，焙干，末之。茶调下一二钱，日三服。

● **木舌肿胀方**[7]

治心脾壅热，生木舌肿胀。

玄参　升麻　大黄　犀角各叁分　甘草半两

右细末。每服三钱，水一盏，煎至五分，温服，不拘时候。

---

[1] 治鼻塞脑冷方：原脱，据目录补。
[2] 辛：原作"新"，据《千金要方》卷七"治鼻塞脑冷清涕出方"改。
[3] 辛颏鼻渊：此句出《素问·气厥论》。
[4] 脑渗为涕：此句出《素问·解精微论》。其论云"泣涕者脑也，脑者阴也，髓者骨之充也，故脑渗为涕"。
[5] 肺之液为涕：此句出《素问·宣明五气》。其论云"五脏化液，心为汗，肺为涕……"
[6] 治肺风鼻赤酒瘟方二方并证：原作"治肺风鼻赤瘟"，据目录补。
[7] 木舌肿胀方：原脱，据目录补。

● 治口生疮方

升麻壹两壹分　黄连叁分

右细末。绵裹，含汁咽。

● 鱼骨鲠方[1]

治食诸鱼骨鲠，久不出方。

右以皂角末少许吹鼻中，得鲠出。多秘此方。

● 玄参散

治悬痈肿痛不下食。

玄参壹两　升麻　射干　大黄各半两　甘草壹分

右细末。每服三钱，水一盏，煎至七分，放温，时时含咽，良验。

● 红绵散

治聤耳出脓。

白矾煅成白灰，每用一钱，入胭脂一字，研匀。用绵杖子缠去耳中脓及黄水尽，即别用绵杖子引药入耳中，令到底，掺之即干。如壮盛之人，积热上攻，耳出脓水不差，用无忧散、雄黄圆泻三五行即差。

● 黄芪圆

治肾虚耳鸣。夜间睡着如打战鼓，觉耳内风吹，更四肢抽掣痛。

黄芪独茎者，去芦，壹两　白蒺藜炒，瓦擦扬去细碎刺　羌活去芦，各半两
黑附子大者壹个　羖羊肾壹对，焙干

右细末。酒糊圆如梧子大，每服三四十圆，空心晚食前，煨葱盐汤下。

● 地黄汤

治男子二十岁，因疮毒后肾经热，右耳听事不真。每心中不意，则转觉重，虚鸣疼痛。

生干地黄壹两半　桑白皮壹两　磁石捣碎，水淘叁贰拾次，去尽赤汁为度，贰两　枳壳　羌活　防风　黄芩　木通　甘草各半两

---

[1] 鱼骨鲠方：原脱，据目录补。

右粗末。每服四钱，水一盏半，煎七分，去滓，日二三服，不拘时候。

● 黄芪汤

治口干烦躁，生津液，思食。

黄芪　熟干地黄　白芍药　五味子　麦门冬各叁分　白茯苓壹分
甘草半两

右粗末。每服三钱，水一盏半，姜、枣、乌梅同煎，去滓服。

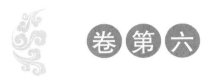

诸嗽虚汗消渴

● **治嗽杏酥饮**

杏人　款冬花　前胡　半夏制　五味子　麻黄　柴胡　桑白皮　人参　桔梗已上各等分

右细末。每服三钱，水一盏半，生姜五片，同煎七分，通口服。

● **柏子人圆**

戢阳气，止盗汗，进饮食，退经络热。

新柏子人研　半夏曲各贰两　牡蛎甘弱子[1]内火煅，用醋淬柒次，焙干　人参　麻黄根熳火炙，拭去汗　吴白术　五味子各壹两　净麸半两，熳火炒

右八味为末。枣肉圆如梧子大，空心米饮下三五十圆，日二服。得效减一服，好愈即住。作散调亦可。

● **牡蛎散**

治虚劳盗汗不止。

牡蛎煅　麻黄根　黄耆各等分

右细末。每服二钱，水一盏，煎至七分，温服。

● **防风汤**二方

治风虚多汗恶风。

防风伍分　泽泻　牡蛎炒　桂枝各叁分

右细末。每服二钱，食后，酒调下。

又方：

---

[1] 甘弱子：《医部全录》卷二七八"柏子仁丸"引作"甘埚子"。

白术   防风各壹两   牡蛎叁分，炒，如粉

右细末。酒调二钱服。恶风加防风一倍，气加术，面肿加牡蛎。

治消渴方

浮石   舶上青黛各等分   麝少许

右细末。每服一钱，温汤调下。

神效散并论证

治渴疾饮水不止。

白浮石   蛤粉   蝉壳各等分

右细末。用鲫鱼胆七个，调三钱服，不拘时候，神效。

八味肾气圆

《古方验录[1]》论消渴有三种：一者渴而饮水多，小便数，脂似麸片甜者，消渴病也；二者吃食多，不甚渴，小便少，似有油而数者，消中病也；三者渴饮水不能多，但腿肿，脚先瘦小，阴痿弱，小便数，此肾消病也。特忌房劳。《千金》云消渴病所忌者有三[2]：一饮酒，二房室，三咸食及面。能忌此，虽不服药，亦自可。消渴之人，愈与未愈，常须虑患大痈，必于骨节间忽发痈疽而卒。予亲见友人邵任道患渴数年，果以痈疽而死。唐祠部李郎中论消渴者，肾虚所致，每发则小便甜。医者多不知其疾，故古今亦阙而不言。《洪范》言：稼穑作甘。以物理推之，淋饧、醋、酒作脯法，须臾即皆能甜也，足明人食之后，滋味皆甜。流在膀胱，若腰肾气盛，上蒸精气，气润下入骨髓。其次以为脂膏，其次以为血肉也。其余则为小便。故小便色黄，血之余也。臊气者，五藏之气。咸润者，则下味也。腰肾既虚冷，而不能蒸于谷气，则尽下为小便，故味甘不变。其色清冷，则肌肤枯槁也。由如乳母谷气上泄，皆为乳汁。消渴病者，下泄为小便，皆精气不实于内，则小便数，瘦弱也。又肺为五藏华盖，若下有暖气蒸，则肺润。若下冷极，则阳气

---

[1] 古方验录：此后引文见《外台秘要》卷一一引《古今录验》。
[2] 消渴病所忌者有三：此段论述与《千金要方》卷二一"消渴第一"略同。

不能升，故肺干则渴。《易》于否卦，乾上坤下，阳无阴而不降，阴无阳而不升，上下不交，故成否也。譬如釜中有水，以火暖之，其釜若以板覆之，则暖气上腾，故板能润也。若无火力，水气则不能上，此板则终不得润也。火力者，则是腰肾强盛也。常须暖补肾气，饮食得火力，则润上而易消，亦免干渴也。故张仲景云宜服肾气八味圆。此疾与脚气虽同为肾虚所致，其脚气始发于二三月，盛于五六月，衰于七八月。凡消渴始发于七八月，盛于十一月、十二月，衰于二三月。其何故也？夫脚气壅疾也，消渴宣疾也。春夏阳气上，故壅疾发，则宣疾愈。秋冬阳气下，故宣疾发，则壅疾愈也。审此二者，疾可理也。犹如善为政者，宽以济猛，猛以济宽，随事制度尔。仲景云：足太阳者，是膀胱之经也。膀胱者，肾之府。小便数，此为气盛。气盛则消谷，大便硬，衰则为消渴也。男子消渴，饮一斗，小便亦得一斗，宜八味肾气圆。

干地黄半斤　山药肆两　茯苓　牡丹皮　附子　桂心各叁两　泽泻肆两　山茱萸伍两

右细末。炼蜜圆如梧子大，酒下二三十圆。忌猪肉、冷水、芜荑、胡荽。《千金》生地黄煎亦佳。在中部心热中。

● 三痟圆

治消渴。

好黄连去须，细末，不计多少。剉冬瓜肉研，裂自然汁和成饼子，阴干，再为末，再用汁浸和。如是七次，即用冬瓜汁为圆梧子大。每服三四十圆，以冬瓜汁煎大麦人汤送下。寻常渴，只一服。

治金疮痈疽打扑诸疮破伤风诸病[1]

● 地黄散

治金疮止血，除疼痛，辟风，续筋骨，生肌肉。

---

[1] 治金疮痈疽打扑诸疮破伤风诸病：原作"金疮痈疽打扑诸疮破伤风"，据目录改。

地黄苗　地菘　青蒿　苍耳苗　生艾汁叁合[1]　赤芍药各伍两，入
水取汁　石灰叁升

右五月五、七月七午时修合。以前药汁拌石灰阴干，入黄丹三两，更
杵罗细。凡有金疮伤折出血，用药封裹，勿令动着，十日差，不肿不脓。

● 刘寄奴散

敛金疮口，止疼痛。

刘寄奴一味为末，掺金疮口，裹。

宋高祖刘裕微时，伐荻，见大蛇长数丈，射之伤。明日复至，闻有
杵臼声，往觇之，见青衣童子数人于榛林[2]中捣药。问其故，答曰：
我王为刘寄奴所射，合药敷之。帝曰：吾神何不杀之。答曰：寄奴王者
不死，不可杀。帝叱之皆散，收药而返。每遇金疮，敷之良验。寄奴，
高祖小字也。此药非只治金疮，治汤火疮至妙。《经验方》云：刘寄奴
为末。先以糯米浆用鸡翎扫伤着处，后掺药末在上，并不痛，亦无痕。
大凡伤着，急用盐末掺之，护肉不坏，然后药傅之。

● 芸薹散

治从高堕下，坠损，恶血在骨节间，疼痛。

荆芥穗　藕节各贰两，阴干　芸薹子　川芒硝　马齿苋各壹两，阴干

右细末。用苏枋木半两，酒一大盏，煎至七分，调下二钱服，不拘
时候。

● 治腕折[3]

伤筋损骨，疼痛不可忍。

生地黄壹斤，切　藏瓜姜糟壹斤　生姜肆两，切

右都炒令匀热，以布裹罨伤折处，冷则易之。

● 水仙散

治打扑坠损，恶血攻心，闷乱疼痛。

---

[1] 生艾汁叁合：似应置于"入水取汁"之后。
[2] 林：原脱，据李延寿《南史·宋高祖列传》补。
[3] 治腕折：此后方剂原为无名方，据主治症提出前三字作为方名。

未展荷叶阴干，一味为末。食前以童子热小便一小盏，调下三钱，以利下恶物为度。一方用大干荷叶五片，烧令烟尽，细研作一服，如上服之。

● 槟榔散

长肉止痛生肌。

槟榔　黄连　木香各等分

右为细末。薄贴疮上，神效。

● 地黄膏并论证[1]

治打扑伤损及一切痈肿未破，令内消方。

生地黄研如泥　木香细末

右以地黄膏随肿大小摊于纸上，掺木香末一层，又再摊地黄。贴肿上，不过三五度即愈。

元祐中，宋人许元公赴省试卷。过兴国寺桥，值微雨，地滑坠马，右臂臼脱。路中一人云：急与接入臼中，血渍臼中最难治也。仆者如其说。神已昏，已不觉痛也，遂僦卧轿舁至景德。须臾亲戚集议所，医者或云非录事巷田马骑不能了此疾。急鞭马召至，则已日暮矣。田秉烛视其面色，云：尚可治。此疾料理费力，先议所酬，方敢用药。此公去省试只旬日，又是右臂，正妨作字，今须作两等商量，如旬日内安痊如旧，不妨就试，作一等价。如至期未能就试，即减数别作一等价。悉如其说。遂用药封其肿黯处，云[2]中夜方省，达旦已痛止矣。翌日至，悉去其封药，损处已白，其瘀血青黯已移在臂臼之上。如是数日易之，其肿黯直至肩背。于是用药下之，初黑血一二升。三五日如旧，臂亦不痛，遂得赴试。可谓妙医矣。元公云：若在外方遭此厄，微田生，吾终作折臂鬼矣。故知堕损手足臼脱，急须接入，不尔终成芦节也。

宣和中有一国医，忽承快行宣押，就一佛刹医内人，限目今便行。

---

[1] 地黄膏并论证：原脱，据目录补。
[2] 云：《四库本》同。或为"至"之形误。

鞭马至，则寂未有人。须臾卧轿中扶下一内人，又一快行送至，奉旨取军令状，限日下安痊。医诊视之，已昏死矣。问其从人，皆不知病之由，惶恐无地。良久有二三老内人至，下轿环而泣之，方得其实。云：因蹴秋千自空而下坠死。医者云：打扑伤损自属外科，欲申明，又恐后时参差不测。再视之，微觉有气。忽忆药箧中有苏合香圆，急取半两，于火上焙去脑麝，用酒半升研化灌之。至三更方呻吟，五更下恶血数升，调理数日得痊。予谓正当下苏合香圆。盖从高坠下，必挟惊悸，血气错乱。此药非特逐瘀血，而又醒气，医偶用之遂见功。此药居家不可缺，如气厥、鬼邪、殗殜、传尸、心痛、时疾之类皆治，《良方》载甚详，须自合为佳尔。

王蘧《发背方序》云：元祐三年夏四月，官京师，疽发于背。召国医治之，逾月势益甚。得徐州萧县人张生，以艾火加疮上灸之，自旦及莫[1]，凡一百五十壮，知痛乃已。明日镊去黑茄[2]，脓血尽溃，肤理皆红，亦不复痛。始别以药附之，日一易焉。易时旋剪去黑烂恶肉，月许疮乃平。是岁秋夏间京师士大夫病疽者七人，余独生。此虽司命事，然固有料理，不知其方，遂至不幸者。以人意论之，可为慨然。于是撰次前后所得方模版以施，庶几古人济众之意。绍圣三年三月日题。

● 柞木散

治诸般痈肿发背。

柞木叶肆两，干　干荷叶　金婴根萱草也　甘草节　地榆各壹两

上同剉，捣为煮散。每服半两，水二碗，煎至一碗。分两服，早晚各一，并滓再煎一服。脓血者自干，未成者自消。忌饮食毒。

● 敛疮内消方

黄明胶一两，水半升消了，入黄丹一两，再煮三五沸，又放温冷。以鸡毛扫在疮口上。如未成即涂肿处，自消。

---

[1]莫：通"暮"。
[2]茄：通"痂"。

● 拔毒七宝散 又方[1]

治痈疽止痛。

干荷叶心当中如钱片，不计多少，为粗末。每用三匙，水二碗，漫火煎至一碗半，放温淋洗揩干，以太白膏敷。

沈遇明一方。

荷叶一两，藁本半两。为末，如前用。

● 太白膏

寒水石水飞过，用腊月猪脂调成膏，随疮大小，用薄纸摊贴之。

● 国老膏

横纹甘草一斤，擘开，捶碎。用水一斗，浸两宿，夏浸一宿，挼细，夹绢滤去滓。入银石器内，熳火熬成膏，分作三服，每发以温酒半升调下。更量年齿老少，分作数服。

● 黄芪散

令发背自溃。

绵黄芪 细者，洗，焙，壹两　　甘草 半两　　皂角刺 择红紫者，剉，麸炒黄，壹两

上细末。每服一大钱，酒一盏，乳香一块，煎七分，去滓服。

● 生犀散

托里排脓。

皂角针 不计多少，粗大紫色者

上藏瓶中，盐泥固济，炭火烧过存性，放冷，出，碾为细末。每服一钱，薄酒微温调下。暑月用陈米饮下。

● 黄芪圆

清心内固。

绵黄芪　人参 各半两

上细末。入真生龙脑一钱，研细。用生藕汁和圆绿豆大，每服三十

---

[1] 又方：原脱，据正文补。

圆，温熟水下。加至四十圆，日三服。

内托散

治一切疮毒。

绿豆粉壹两，研细　通明乳香壹分，爁火于银石器中炒，手指搅，使干可捻，急倾出在纸上，用扇扇冷，便研令极细用

上同研匀。凡一切恶疮，应系难名痈肿，每用二钱至三钱，食后临卧浓煎甘草汤调下。如打扑及诸般内损，用温酒调下，食后空心服些少，即内消。大损，则败血从大便出矣。

治发背痈疽方

车螯壳一两个，泥固济，火煅为末，栝蒌一枚，灯心五十茎，蜜一大匙，用酒一升，煎下三味，微熟。调末二大钱服，不过二服，止痛去毒。

治痈疽已有疮眼

未出脓，痛不可忍。用此药纴，即脓出。巴豆一个，去皮膜，不去心油，盐豉十四个，口中含去皮令软，同研烂，入真麝少许。如难圆，入少稀糊捏作饼子，或如鼠粪尖，或圆子。临时看疮口纴之，只以纸捻子送入药，便不用纸捻子。须臾必痛，忍之，良久脓出。

治发背方

草决明生用壹升，捣碎，生甘草一两，亦碎。水三升，煮取壹升，温分二服。大抵血滞则生疮，肝为宿血之脏，而决明和肝气，不损元气也。

玉真散

治破伤风及打扑伤损。

天南星汤洗柒次　防风各等分

上细末。如破伤，以药敷贴疮口，然后以温酒调下一钱。如牙关急紧，角弓反张，用药二钱，童子小便调下。或因斗伤相打，内有伤损之人，以药二钱，温酒调下。打伤至死，但心头微温，以童子小便调下二钱。并三服，可救二人性命。

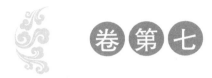

诸虫飞尸鬼疰

● 制诸虫方

白芜荑　槟榔各壹两

上为细末。蒸饼圆如梧子大，每服十五圆至二十圆，温汤下。

● 去劳热

制虫解劳，悦泽肌肤。

槟榔壹两半　龙胆壹两　干漆半两

上为细末。炼蜜圆如梧子大，每服十圆至十五圆，熟水吞下。

● 治寸白虫方

黑铅灰抄四钱，一服。先吃猪肉脯少许，一时来，却用砂糖浓水半盏调灰，五更服，虫尽下，白粥将息一日。

●《良方[1]》疗寸白并论治

用锡沙、芜荑、槟榔者，极佳。

予宣和中，每觉心中多嘈杂，意谓饮作，又疑是虫。漫依《良方》所说服。翌日，下虫二条。一长二尺五寸，头扁阔，尾尖锐，每寸作一节，斑斑如锦纹。一条皆寸断矣。《千金》谓：劳则生热，热则生虫。心虫曰蛔，脾虫寸白，肾虫如寸截丝缕，肝虫如烂杏，肺虫如蚕。五虫皆能杀人，惟肺虫为急。肺虫居肺叶之内，蚀人肺系，故成瘵疾，咯血声嘶，药所不到，治之为难。有人说《道藏》中载诸虫头皆向下行，

---

[1] 良方："疗寸白虫"方见《苏沈良方》卷七。

唯是初一至初五以前头上行，故用药者多取月朏[1]以前。盖谓是也。

治飞尸者，游走皮肤，穿藏府，每发刺痛，变作无常。遁尸者，附骨入肉，攻凿血脉，每发不可得近。见尸丧者，闻哀哭便发。风尸者，淫濯四肢，不知痛之所在，每发昏沉，得风雪便作。沉尸者，缠骨结藏，冲心胁，每发绞切，遇寒冷便作。注尸者，举身沉重，精神错杂，常觉昏，每发节气致变，辄成大恶。皆宜用此方。

忍冬叶剉数斛，煮令浓，取汁煎之，服如鸡子大一枚，日三。太一神精丹、苏合香圆，治此疾第一。

● 雄朱散

因丧惊忧，悲哀烦恼，感尸气而成诸变动不已，似冷似热，风气触则发。

雄黄　朱砂　桔梗炒　羌活　当归　升麻　川乌　龙齿　犀角　芍药　鬼箭炒　白僵蚕炒　川芎　南星炮　山栀子　陈皮　木香　白术　虎胫骨醋炙　紫苏子炒　莽草　枳壳　槟榔　黄芩炒，各壹分　麻黄半两　蜈蚣贰条，酒炙　干蝎壹分，炒

上为细末。每服二钱，酒调下，日三服。

顷在徽城日，尝修合神精丹[2]一料。庚申，予家一妇人梦中见二苍头，一在前，一在后，手中持一物。前者云：到也。末后应云：到也。击一下，暴然有声，遂魇觉。后心一点痛不可忍，昏闷一时许。予忽忆神精丹有此一证，取三粒令服之，遂至府过厅，少顷归，已无病矣。云服药竟，痛止神醒。今如常矣。自后相识稍有邪气，与一二服无不应验。方在《千金》中，治中风之要药。但近世少得曾青、磁石，为难合尔。

● 白薇汤

人平居无疾苦，忽如死人，身不动摇，默默不知人，目闭不能开，

---

[1] 朏：fěi，农历初三的代称。此当泛指月初。
[2] 神精丹：此方见《千金要方》卷一二"万病圆第七"，方名"太乙神精丹"。

口噤不能言，或微知人，恶闻人声，但如眩冒，移时方寤。此由已汗过多，血少，气并于血，阳独上而不下，气壅塞而不行，故身如死。气过血还，阴阳复通，故移时方寤。名曰郁冒，亦名血厥，妇人多有之。宜白薇汤、仓公散。

白薇　当归各壹两　人参半两　甘草壹分

上粗末。每服五钱，水二盏，煎至一盏，去滓温服。

● **仓公散**

瓜蒂　藜芦　雄黄　礜石煅

上各等分，细末。少许吹入鼻中。

腹胁疼痛方

● **枳实散**

治男子两胁疼痛。

枳实壹两　白芍药炒黄　雀脑芎　人参各半两

上细末。姜枣汤调下二钱，酒亦得，食前，日三服。

● **葛根汤**

治胁肋下痛，不美食。

葛根半两　桔梗　防风　枳壳　白芍药　甘草　诃子　川芎　白术各壹分

上粗末。每服四钱，水一盏半，姜、枣同煎至七分，去滓，温服，日四五服。

● **枳壳煮散**

治悲哀烦恼伤肝气，至两胁骨疼，筋脉紧急，腰脚重滞，两股筋急，两胁牵痛，四肢不能举，渐至脊膂挛急。此药大治胁痛。

枳壳　细辛　桔梗　防风　川芎各肆两　葛根壹两半　甘草贰两

上粗末。每服四钱，水一盏半，姜三片，煎至七分，去滓，空心食前，温服。

● 薏苡人圆

治胁痛如前，兼去手足枯悴。

薏苡人壹两　石斛用细者，叁分　附子半两　牛膝　生干地黄各叁分
细辛　人参　枳壳　柏子人　川芎　当归各半两　甘草炙　椒红各壹分

上细末。炼蜜圆如梧子大，每服三四十圆，酒吞下，空心食前，日三服。圆子可食前，煮散可食后，相兼服为佳。

● 桂枝散

治因惊伤肝，胁骨里疼痛不已。

枳壳壹两，小者　桂枝半两

上细末。每服二钱，姜枣汤调下。

● 芎葛汤

治胁下疼痛不可忍，兼治脚弱。

川芎　干葛　桂枝　细辛　枳壳　人参　芍药　麻黄　防风各半两
甘草壹分

上粗末。每服五钱，水二盏，生姜三片，同煎至七分，去滓，温服，日三服。有汗避风。

沈存中《良方》载：顷在建康，医者王琪言诸气唯膀胱气胁下痛最难治。谓神保圆能治之。熙宁中，病项筋痛，诸医皆作风治之，数月不差，乃流入背膂，久之又注右臂，挛痛甚苦。忆琪语有此一证，乃合服之，一服而差，再发，又一服差。神保圆[1]具本方。

● 治头面昏痛[2]

治胁下风气作块，寒疝发则连少腹痛凑心。其积属肝，在右胁下。故病发则右边手足头面昏痛，不思食，止头冷。

干葛壹两　麻黄叁分　侧子壹个　川芎　防风　枳实　芍药　桂枝
羌活　甘草　当归各肆钱

---

[1] 神保圆：此方见《苏沈良方》卷四。由木香、胡椒、巴豆、干蝎四药组成。
[2] 治头面昏痛：原脱，据目录补。

上粗末。每服四钱，水一盏半，姜三片，同煎至七分，去滓，通口服，日三四服。有汗避风。

治诸杂病[1]

● **诸病证**计一十二方[2]

雄黄治疮疡尚矣。《周礼》：疡医，凡疗疡以五毒攻之。郑康成注云：今医方合五毒之药，用黄埝[3]置石胆、丹砂、雄黄、礜石、磁石其中，烧之三日三夜，其烟上者，以鸡羽取之以注疮，恶肉破骨则尽出。杨大年尝笔记其事。族人杨嵋，年少时有疮生于颊，连齿，辅车外肿若覆瓯，内溃出脓血，不辍吐之，痛楚难忍，疗之百方，弥年不差。人语之，依郑法制药成，注之疮中。少顷，朽骨连两齿溃出，遂愈，后更安宁。信古方攻病之速也。黄埝即瓦合也。

崔元亮《海上方》[4]：治一切心痛，无问新久。以生地黄一味，随人所食多少捣取汁，搜面作馎饦，或作冷淘。良久当利出虫长一尺许，头似壁宫，后不复患。刘禹锡《传信方》[5]：正元十年，通事舍人崔抗女，患心痛垂气绝。遂作地黄冷淘食之。便吐一物，可方一寸以来，如虾蟆状，无目、足等，微似有口，盖为此物所食。自此顿愈。面中忌用盐。

唐硖州王及郎中充西路安抚使判官，乘骡入骆谷，及宿有痔疾，因此大作。其状如胡瓜，贯于肠头，热如煻灰火。至驿僵仆。主驿吏云：此病某曾患来，须灸即差。用柳枝浓煎汤，先洗痔，便以艾炷灸其上。连灸三五壮，忽觉一道热气入肠中，因大转泻，先血后秽，一时至痛

---

[1] 治诸杂病：原作"杂病"，据目录补"治诸"二字。

[2] 诸病证计一十二方：原脱，据目录补。

[3] 埝：wǔ，原作"蝥"，据《证类本草》卷四"雄黄"改。黄埝即黄土烧制的容器。

[4] 崔元亮海上方：即唐代崔元亮《海上集验方》，原书佚。然地黄馎饦治心痛及崔抗女事，于《外台秘要》卷七、《证类本草》卷六等均有记载。

[5] 刘禹锡传信方：即唐代刘禹锡《传信方》，原书佚。

楚。泻后遂失胡瓜，登骡而驰。

服桑枝法。桑枝一小升，细切，炒香。以水三大升，煎取二升，一日服尽，无时。《图经》[1]云：桑枝性平，不冷不热，可以常服。疗体中风痒干燥，脚气风气，四肢拘挛，上气眼晕，肺气嗽，消食，利小便。久服轻身，聪明耳目，令人光泽。兼疗口干。《仙经》云：一切仙药不得桑煎不服。出《抱朴子》。政和间予尝病两臂痛，服诸药不效，依此作数剂，臂痛寻愈。

治目方用黄连多矣，而羊肝圆尤奇异。用黄连末一两，白羊子肝一具，去膜，同于砂盆内研令极细。众手为圆如梧子大，每服以温水下三十圆，连作五剂。但是诸眼目疾及障翳青盲，皆治。忌猪肉、冷水。唐崔承元者，因官治一死囚，出活之。后数年，以病自致死。一旦，崔为内障所苦丧明。逾年后，半夜叹息独坐，忽闻阶除悉窣之声。崔问为谁？曰：是昔蒙活者囚，今故报恩至此。遂以此方告，言讫而没。崔依此合服，不数月，眼复明。

江左尝有商人，左膊上有疮如人面，亦无他苦。商人戏滴酒口中，其面亦赤，以物食之，亦能食，食多则觉膊内肉胀起。或不食之，则一臂痹。有善医者，教其历试诸药，金石[2]草木之类，悉试之无苦。至贝母，其疮乃聚眉闭口。商人喜曰，此药可治也。因以小苇筒毁其口灌之，数日成痂，遂愈。然不知何疾也。

唐郑相国云[3]：予为南海节度，七十有五。越地卑湿，伤于内外，众疾俱作，阳气衰绝。乳石补益之药，百[4]端不应。元和七年，有诃陵国舶主李摩诃献此方，经七八日而觉应验。自尔常服，其功神验。十年二月罢郡归京，录方传之。其方用破故纸十两，拣洗为末，用胡桃肉去皮二十两，研如泥，即入前末，更以好炼蜜和匀如饴，盛瓷器中，且

---

[1] 图经：即宋代苏颂《图经本草》，原书佚。内容存宋代唐慎微《证类本草》。
[2] 金石：原作"不以"，不通，据《证类本草》卷八"贝母"改。
[3] 云：原作"公"，据《证类本草》卷九"补骨脂"条下引《图经》改。
[4] 百：原作"一日"，据《证类本草》卷九"补骨脂"条下引《图经》改。

日以温酒化药一匙服之。不饮酒，温熟水化下。弥久则延年益气，悦心明目，补添筋骨。但禁食芸薹、羊血。番人呼为补骨脂圆。

江陵府节度使进豨莶圆方。云：臣有弟訢[1]，年三十一中风，床枕五年，百医不差。有道人钟针者，因睹此患曰：可饵豨莶圆，必愈。其药多生沃壤，五月间收洗去土，摘其叶及枝头，九蒸九曝，不必太燥，但取蒸为度，取为末，炼蜜圆如梧子大。空心温酒或米饮下二十圆至三十圆，所患忽加，不得忧。至四十圆，必复如故。至五十服，当复丁壮。奉宣付医院详录。又知益州张咏进表云：臣因换龙兴观，掘得一碑，内说修养气术，并药方二件。依方差人访问采觅，其草颇有异。金棱紫线，素根紫荄，对节而生，蜀号火杴，茎叶颇同苍耳。谁知至贱之中，乃有殊常之效。臣自吃至百服，眼目轻明。即至千服，髭鬓乌黑，筋力校[2]健。效验多端。臣本州有都押衙罗守一，曾因中风坠马，失音不语，臣与十服，其病立痊。又和尚智严，年七十，患偏风口眼㖞斜，时时吐涎，臣与七服，亦便差。今合一百剂，差职员史元奏进。

唐柳柳州纂《救三死方》[3]云：元和十二年二月，得脚气，夜半痞绝，胁有块大如石，且死，困塞不知人三日，家人号哭。荥阳郑洵美传杉木汤，服半食顷，大下三次，气通块散。用杉木节一大片，橘叶一斤，无叶以皮代之，大腹槟榔七个，合捣碎之，童子小便三大升。共煮取一升半，分二服。若一服得快利，停后服。以前三死皆死矣，会有教者，皆得不死。恐他人不幸有类余病，故传焉。

崔给事顷在泽潞，与李抱真作判官，李相方以球杖按球子，其军将以杖相格，乘势不能止，因伤李相拇指，并爪甲擘裂，遽索金疮药裹之。强坐，频索酒，饮至数杯，已过量，而面色愈青，忍痛不止。有军吏言：取葱新折者，便入煻灰火煨，乘热剥皮擘开，其间有涕，取罨损

---

[1] 訢：《证类本草》卷一一"豨莶"条下作"忻"。
[2] 校：疑作"矫"。
[3] 柳柳州纂救三死方：指唐代柳宗元《救三死方》，原书佚。其书记载元和十一年、十二年两年间（816—817）柳氏三次患危急症（干霍乱、脚气、疔疮）的救治经过。

处，仍多煨取，续续易热者。凡三易之，面色却赤，斯须云已[1]不痛。凡十数度易，用热葱并涕裹缠，遂毕席笑语。

驴尿治反胃。《外台》载：昔幼年曾经患此疾，每食饼及羹粥等，须臾吐出。贞观中许奉御兄弟及柴蒋等，时称名[2]医，奉敕令治，罄竭其术，竟不能疗。渐至羸惫，死在朝夕。忽有一卫士云：服驴小便极验。日服二合，后食惟吐一半。晡时[3]又服二合，人定[4]时食粥，吐即便定。迄至今日午时奏知，大内中五六人患反胃，同服，一时俱差。此药稍有毒，服时不可过多，盛取尿热服二合。病深七日以来[5]，服之良验。

葛洪云：鬼疰者，是五尸之一疰，又挟诸鬼邪为害。其病变动，乃有三十六种至九十九种。大略使人寒热淋沥，沉沉默默，不的知所苦，无处不恶。累年积月，渐就沉滞，以至于死，传与旁人，及至灭门。觉如是候者，急治獭肝一具，阴干杵末，水服方寸匕，日三。未知再作。《肘后》云：此方神良。宣和间，天庆观一法师行考讼极精严。时一妇人投状，述患人有祟所附。须臾召至。附语云：非我为祸，别是一鬼，亦因病人命衰为祟尔。渠今已成形，在患人肺中为虫，食其肺系，故令吐血声嘶。师掠之云：此虫还有畏忌否？久而无语。再掠之良久，云：畏獭爪，屑为末，以酒服之，则去矣。患家如其言得愈。此乃予目所见也。究其患亦相似，獭爪者，殆獭肝之类欤。

---

[1] 已：原作“又”，据《证类本草》卷二六“葱实”引刘禹锡《传信方》改。
[2] 名：原作“多”，据《外台秘要》卷八“治胃反方”改。
[3] 晡时：指下午3—5点。
[4] 人定：指夜晚9—11点。
[5] 来：原作“求”，据《外台秘要》卷八“治胃反方”改。

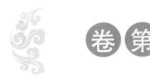

治[1]伤寒时疫

● 桂枝汤

治太阳中风，阳脉浮，阴脉弱，发热汗出，恶寒，鼻鸣干呕。

桂枝　芍药各壹两半　甘草壹两，炙

右粗末。抄五钱，水一盏半，生姜三片，枣一枚，同煎至八分，去滓，温服。若二三月病温，宜阳旦汤。

● 麻黄汤[2]并论

治太阳病，头痛发热，身疼恶风，无汗而喘。

麻黄去节，百沸汤泡，去黄汁，焙干，壹两半　桂枝壹两　甘草半两

右粗末，每服五钱。水一盏半，煎至八分，去滓温服。加减法，并依《活人书》。仲景论治伤寒，一则桂枝，二则麻黄，三则大青龙。桂枝治中风，麻黄治伤寒，大青龙治中风见寒脉、伤寒见风脉。三者如鼎立，人皆能言之，而不晓前人处方用药之意，故医者多不用，无足怪也。且脉浮而缓者，中风也，故啬啬恶寒，淅淅恶风，翕翕发热，仲景以桂枝对之。浮紧而涩者，伤寒也，故头痛发热，身疼腰痛，骨节疼痛，恶寒无汗而喘，仲景以麻黄对之。至于中风脉浮紧，伤寒脉浮缓，仲景皆以大青龙对之，何也？余尝深究此三者，若证候与脉相对，用之无不应手而愈，何以言之？风伤卫，卫，气也。寒伤荣，荣，血也。荣行脉中，卫行脉外。风伤卫则风邪干阳气，阳气不固，发越而为汗，是

---

[1] 治：原脱，据目录补。
[2] 麻黄汤：据张仲景《伤寒论·辨太阳病脉证并治上》及《类证活人书》卷一二"麻黄汤"中均还有"杏人"一味。

以自汗而表虚，故仲景用桂枝以发其邪，芍药以和其血。盖中风则病在脉之外，其病稍轻，虽同曰发汗，特解肌之药耳。故仲景于桂枝证云：令半身絷絷，微似有汗者佳，不可如水淋漓，病必不除。是知中风不可大发汗，汗过则反动荣血，邪气乘虚而袭之，故病不除也。寒伤荣则寒邪入阴血，而荣行脉中者也。寒邪居脉中，非特荣受病，邪自内作，则并与卫气犯之，久则浸淫及骨，是以汗不出而热，齿干以烦冤。仲景以麻黄发其汗，又以桂枝、甘草助其发散，欲涤除内外之邪。荣卫之病尔，大抵二药皆发汗，以桂枝则发其卫之邪，麻黄并荣卫治之，亦自有深浅也。何以验之？仲景"桂枝第十九证"云：病常自汗出者，此为荣气和。荣[1]气和者，外不谐，以卫气不共荣气谐和故尔。荣行脉中，卫行脉外，复发其汗，荣卫和则愈，宜桂枝汤。是知中风汗出者，荣和而卫不和。又第一卷云：寸口脉浮而紧[2]。浮则为风，紧则为寒，风则伤卫，寒则伤荣，荣卫俱病，骨节烦疼，当发其汗。是知伤寒脉浮紧者，荣卫俱病也，麻黄汤中并用桂枝。此仲景之意也。至于大青龙虽治伤风见寒脉、伤寒见风脉之病，然仲景云：汗出恶风者，不可服之，服之厥逆，便有筋惕肉瞤之证，故大青龙一证尤难用，须是形证谛当，然后可行。故王实大夫证治止用桂枝麻黄各半汤，盖审之也。

● 桂枝加附子汤 并证

前方桂枝汤内附子半两，如前入姜、枣同煎。

有一士人得太阳病，因发汗，汗不止，恶风，小便涩，足挛曲而不伸。予诊其脉浮而大，浮为风，大为虚。予曰：在仲景方中有两证大同而小异，一则小便难，一则小便数，用药稍差，有千里之失。仲景第七证[3]云：太阳病发汗，遂漏不止，其人恶风，小便难，四肢微急，难以屈伸者，桂枝加附子汤。"第十六证"云：伤寒脉浮，自汗出，小便

---

[1] 荣：原脱，据张仲景《伤寒论·辨太阳病脉证并治中》补。
[2] 寸口脉浮而紧：此句不在今本《伤寒论》第一卷中，而在"辨太阳病脉证并治中""肝乘脾"证中。
[3] 仲景第七证：此序不同于今本《伤寒论》。今本此证在第20条。

数，心烦，微恶寒，脚挛急，反与桂枝汤，欲攻其表，此误也。得[1]之便厥，咽中干，烦躁吐逆。一则漏风小便难，一则自汗小便数，或恶风，或恶寒，病各不同也。予用第七证桂枝加附子汤，三啜而汗止。复佐以甘草芍药汤，足便得伸。其第十六证治法见本方。

● **桂枝加厚朴杏子汤**

桂枝去皮　芍药各壹两　甘草陆钱叁字　厚朴陆钱叁字　杏人去皮尖，拾柒个

右剉如麻豆大，抄五大钱，水一盏半，生姜五片，肥枣二枚，擘破，煎至八分，去滓温服，覆取微汗。

戊申正月，有一武臣为寇所执，置舟中艎板下。数日得脱，乘饥恣食，良久解衣扪虱，次日遂作伤寒，自汗而膈不利。一医作伤寒[2]而下之，一医作解衣中邪而汗之，杂治数日，渐觉昏困，上喘息高。医者怆惶失措。予诊之曰：太阳病下之表未解，微喘者，桂枝加厚朴杏子汤，此仲景之法也。指令医者急治药，一啜喘定，再啜𬩽𬩽微汗，至晚身凉而脉已和矣。医曰：某平生不曾用仲景方，不知其神捷如此。予曰：仲景之法，岂诳后人也哉，人自寡学，无以发明耳。

● **大柴胡汤**并论证

柴胡贰两　黄芩　芍药各叁分　半夏陆钱贰字　枳实贰枚，炒　大黄半两。伊尹《汤液论》大柴胡同姜、枣共捌味，今监本无，脱之也。

右粗末。抄五钱，水一盏半，生姜五片，肥枣一枚，擘破，煎至八分，去滓温服，以利为度，未利再服。

尝记有人病伤寒，心烦喜呕，往来寒热。医以小柴胡与之，不除。予曰：脉洪大而实，热结在里，小柴胡安能去之？仲景云：伤寒十余日，热结在里，复往来寒热者，与大柴胡汤。三服而病除。大黄荡涤蕴热，伤寒中要药。王叔和云：若不用大黄，恐[3]不名大柴胡。须是酒洗，

---

[1] 得：原作"闲"，据《伤寒论·辨太阳病脉证并治上》改。
[2] 寒：疑为"食"之误。
[3] 恐：原作"忍"，据《伤寒论·辨太阳病脉证并治上》大柴胡汤证改。

生用为有力。昔后周姚僧坦，名医也。帝因发热，欲服大黄药。僧坦曰：大黄乃是快药，至尊年高，不可轻用。帝不从，服之，遂至不起。及元帝有疾，诸医[1]皆谓至尊至贵不可轻服[2]，宜用平药。僧坦曰：脉洪而实，必有宿食，不用大黄，必无差理。元帝从之，果下宿食乃愈。合用与不合用，必心下明得谛当，然后可。又记有人患伤寒，身热目痛鼻干，不得卧，大便不通。尺寸脉俱大，已数日。一夕汗出，予谓速以大柴胡下之。医骇曰：阳明自汗，津液已漏，法当行蜜兑，何苦须用大黄药。予谓曰：子只知抱稳，若用大柴胡，此仲景不传之妙，公安能知之？予力争。竟用大柴胡，二服而愈。仲景论阳明之病多汗者，急下之。人多谓已是自汗，若更下之，岂不表里俱虚。又如论少阴云：少阴病一二日，口干燥者，急下之。人多谓病发于阴，得之日浅，但见干燥，若更下之，岂不阴气愈盛。举斯二者，则其他疑惑处，不可胜数。此仲景之书，世人罕读也，予以谓不然。仲景称急下之者，亦犹急当救表，急当救里。凡称急者，有三处。谓才觉汗多，未至津液干燥，便速下之，则为径捷，免致用蜜兑也。若胸中识得了了，方可无疑。若未能了了，误用之，反不若蜜兑为稳也。

又记一乡人伤寒身热，大便不通，烦渴郁冒。医者用巴豆药下之，顷得溏利，病宛然如旧。予视之，阳明热结在里，非大柴胡、承气等不可。巴豆只去积，安能荡涤邪热蕴毒耶？急进大柴胡等三服，得汗而解。尝谓仲景百一十三方，为圆者有五。理中、陷胸、抵当、乌梅、麻人。是以理中、陷胸、抵当皆大弹子，煮化而服，与汤散无异。至于麻人治脾约，乌梅治湿䘌，皆用小圆以达下部。其他逐邪毒，攻坚癖，导瘀血，润燥屎之类，皆凭汤剂，未闻用巴豆小圆药以下邪气也。既下而病不除，不免重以大黄、朴硝下之，安能无损也哉？

---

[1] 医：原作"药"，据《伤寒九十论》"大柴胡汤证"改。
[2] 服：原作"脱"，据改同上。

● **白虎加苍术汤**并论

治湿温多汗。

知母陆两　甘草炙，贰两　石膏壹斤　苍术叁两　粳米叁两

右到如麻豆大。每服四大钱，水一盏半，煎至八分，去滓，取六分清汁，温服。

癸丑年，故人王彦龙作毗陵仓官。季夏得疾，胸项多汗，两足逆冷，谵语。医者不晓，杂进药已经旬日。予诊之，其脉关前濡，关后数。予曰：当作湿温治。盖先受暑后受湿，暑湿相抟，是名湿温。先以白虎加人参汤，次以白虎加苍术汤，头痛渐退，足渐温，汗渐止，三日愈。此病名贼邪，误用药有死之理。有医难曰：何名贼邪？予曰：《难经》论五邪，有实邪、虚邪、正邪、微邪、贼邪。从后来者为虚邪，从前来者为实邪，从所不胜来者为贼邪，从所胜来者为微邪，自病者为正邪。又曰：假令心病，中暑为正邪，中湿得之为贼邪。今心先受暑而湿邪胜之，水克火，从所不胜，斯谓之贼邪，此五邪之中最逆也。《难经》又云：湿温之脉，阳濡而弱，阴小而急。濡弱见于阳部，湿气抟暑也；小急见于阴部，暑气蒸湿也。故《经》曰暑湿相抟，名曰湿温，是谓贼邪也，不特此也。予素有停饮之疾，每至暑月，两足汗爇爇未尝干。每服此药二三盏，即便愈。

● **黄芪建中加当归汤**并证

黄芪　当归各壹两半　白芍药叁两　桂壹两壹分　甘草壹两

右粗末。每服五钱，生姜三片，枣一枚，水一盏半，同煎至八分，去滓，取七分清汁，日三服，夜二服。尺脉尚迟，再作一剂。

昔有乡人丘生者病伤寒。予为诊视，发热头疼烦渴，脉虽浮数而无力，尺以下迟而弱。予曰：虽麻黄证，而尺迟弱。仲景云：尺中迟者，荣气不足，血气微少，未可发汗。予于建中汤加当归、黄芪令饮。翌日，脉尚尔。其家煎迫，日夜督发汗药，去几不逊矣。予忍之，但只用建中调荣而已。至五日尺部方应，遂投麻黄汤。啜第二服，发狂，须臾稍定，略睡已得汗矣。信知此事是难是难！仲景虽云不避晨夜，即宜便

治。医者亦须顾其表里虚实，待其时日，若不循次第，暂时得安，亏损五藏，以促寿限，何足贵也？《南史》记范云初为梁武帝属官，武帝有九锡之命，在旦夕矣。云忽感伤寒之疾，恐不得预庆事，召徐文伯诊视。以实恳之曰：可便得愈乎？文伯曰：便差甚易，只恐二年后不复起耳。云曰：朝闻道夕死犹可，况二年乎？文伯以火烧地，布栎叶，设席，置云于上。顷刻汗解，扑以温粉，翌日果愈，云甚喜。文伯曰：不足喜也。后二年果卒。夫取汗先期，尚促寿限，况不顾表里，不待时日，便欲速效乎？每见病家不耐，病未三四日，昼夜促汗，医者随情顺意，鲜不败事。故予书此为医者之戒。

● **蜜兑法**[1]

《必用方》中制度甚详。

有一士人家，病者二人，皆旬日矣。一则身热发汗，大便不通，小便如经，神昏多睡，诊其脉长大而虚。予用承气汤下之而愈。一则阳明自汗，大便不通，小便利，津液少口干燥，其脉亦大而虚。予作蜜兑三易之，下燥屎，得溏利而解。其家问曰：皆阳明大便不通，何治之异？予曰：二阳虽相似，然自汗小便利者，不可荡涤五藏，为无津液也。然则伤寒大证相似，与证稍有不同，要在变通，仔细斟酌。正如格局看命，虽年日月时均同，而贵贱穷达不相侔者。于一时之中，又有浅深耳，此不可不谨。

● **破阴丹**并证

治阴中伏阳。

硫黄　水银各壹两　陈皮　青皮去白，各半两，末

右先将硫黄铫子内熔，次下水银，用铁杖子打匀，令无星，倾入黑茶盏内，研细，入二味匀研。用厚面糊圆如桐子大，每服三十圆。如烦躁，冷盐汤下。如阴证，冷艾汤下。

---

[1] 蜜兑法：即今本《伤寒论·辨阳明病脉证并治》中之"蜜煎导"。即"食蜜（七合）。上一味，于铜器内微火煎，当须凝如饴状，搅之勿令焦着，欲可丸，并手捻作梃，令头锐，大如指，长二寸许。当热时急作，冷则硬。以内谷道中，以手急抱，欲大便时乃去之"。

顷年乡人李信道得疾，六脉沉不见，深按至骨，则沉紧有力。头疼，身温，烦躁，指末皆冷，中满恶心。更两医矣，医者不识，只供调气药。予因诊视曰：此阴中伏阳也。仲景法中无此证，世人患此者多。若用热药以助之，则为阴邪隔绝，不能导引真阳，反生客热。用冷药，则所伏真火愈见消铄。须用破散阴气、导达真火之药，使火升水降，然后得汗而解。予授此药二百粒，作一服，冷盐汤下，不半时烦躁狂热，手足躁扰，其家大惊。予曰：此俗所谓换阳也。须臾稍定，略睡已中汗自昏，达旦方止，身凉而病除。

● 小柴胡加地黄汤 并证

治妇人室女伤寒发热，或发寒热，经水适来，或适断，昼则明了，夜则谵语，如见鬼状。亦治产后恶露方来，忽尔断绝。

柴胡壹两壹分　人参　半夏汤洗柒次　黄芩　甘草　生干地黄各半两

右粗末。每服五钱，水二盏，生姜五片，枣二枚，同煎至八分，去滓温服。

辛亥中，寓居毗陵，学官王仲礼，其妹病伤寒发寒热，遇夜则如有鬼物所凭，六七日，忽昏塞，涎响如引锯，牙关紧急，瞑目不知人，疾势极危，召予视。予曰：得病之初，曾值月经来否？其家云：月经方来，病作而经遂止。得一二日，发寒热，昼虽静，夜则有鬼祟。从昨日来，涎生，不省人事。予曰：此热入血室证也。仲景云：妇人中风，发热恶寒，经水适来，昼则明了，暮则谵语，如见鬼状，发作有时，此名热入血室。医者不晓，以刚剂与之，遂致胸膈不利，涎潮上脘，喘急息高，昏冒不知人。当先化其涎，后除其热。予急以一呷散投之，两时顷，涎下得睡，省人事。次授以小柴胡加地黄汤，三服而热除，不汗而自解矣。

又记一妇人患热入血室证，医者不识，用补血调气药涵养数日，遂成血结胸。或劝用前药。予曰：小柴胡用已迟，不可行也。无已，则有一焉，刺期门穴斯可矣。予不能针，请善针者治之。如言而愈。或问曰：热入血室，何为而成结胸也？予曰：邪气传入经络，与正气相搏，上下流行，或遇经水适来适断，邪气乘虚而入血室。血为邪迫，上入肝经，肝受邪则谵语而见鬼。复入膻中，则血结于胸也。何以言之？妇人平居，水当养于木，血当养于肝也。方未受孕，则下行之以为月水[1]，既妊娠则中蓄之以养胎，及已产则上壅之以为乳，皆血也。今邪逐血并归肝经，聚于膻中，结于乳下，故手触之则痛。非汤剂可及，故当刺期门也。《活人书》海蛤散治血结胸，今具于后。

● 海蛤散

妇人伤寒，血结胸鬲，揉而痛不可抚近。

海蛤　滑石　甘草各壹两　芒硝半两

右为末。每服二钱，鸡子清调下。

小肠通利，则胸鬲血散；膻中血聚，则小肠壅。小肠壅，膻中血不流行，宜此方。若小便血数行，更宜桂枝红花汤，发其汗则愈。《活人书》云此方疑非仲景方，然其言颇有理，姑存之。

● 真武汤

治太阳病，汗过不解，头眩，筋惕肉瞤。

茯苓　芍药各叁分　附子壹枚　白术半两。加减法从本方

右粗末。抄五钱，生姜五片，水一盏半，煎八分，去滓温服，日三服。

乡里有姓京者，以鬻绳为业。子年三十，初得病身微汗，脉弱恶风。医以麻黄药与之，汗遂不止，发热，心多惊悸，夜不得眠，谵语不识人，筋惕肉瞤，振振动摇。医者又进惊风药。予曰：此强汗之过也。仲景云：脉微弱汗出恶风者，不可服大青龙汤。服之则筋惕肉瞤，此为逆也，惟真武汤可救。进此三服，佐以清心圆，竹叶汤送下，数日愈。

● 白虎加人参汤[2]

方在《活人书》第六十五证。

---

[1] 水：原脱，据《诸病源候论》卷三七"月经不调候"补。
[2] 白虎加人参汤：据《类证活人书》卷一四，此方由人参、知母、甘草、粳米、石膏组成。

有人病初呕吐，俄为医者下之，已七八日，而内外发热。予诊之曰：当用白虎加人参汤。或曰既吐复下，且重虚矣，白虎可用乎？予曰：仲景云，若吐下后七八日不解，热结在里，表里俱热者，白虎加人参汤。此正相当也。盖始吐者，热在胃脘而脉实。今虚，虚而大，三投汤而愈。仲景既称伤寒若吐下后七八日不解，热结在里，表里俱热者，白虎加人参汤主之。又云伤寒脉浮，发热无汗，其表不解，不可与白虎汤。又云脉浮滑，此以表有热里有寒，白虎汤主之。国朝林亿校正，谓仲景于此表里自差矣。予谓不然。大抵白虎能治伤寒中暍，表里发热，故前后二证，或云表里俱热，或云表热里寒，皆可服之。中一证脉浮无汗，其表不解，全是麻黄与葛根证，安可行白虎也？林但见所称表里不同，便谓之差互，是亦不思之过也。

● 肉豆蔻汤

治伤寒汗后吃噫。

肉豆蔻壹个　石莲肉炒　茴香各壹分　丁香半分　人参半两　枇杷叶伍片，拭去毛，炙

右剉细。用水四盏，生姜十片，煎二盏，去滓，空心温服，分二服。

● 良姜汤

橘皮　良姜　桂枝　当归各壹分　麻黄半两　杏人贰拾枚　甘草壹分槟榔叁个，别末

右粗末。用水四盏，姜十片，枣三个，同煎至二盏，去滓，下槟榔末再煎三沸，通口服一盏。未已，再作一剂。

庞老云伤寒吃噫不止，是阴阳气升降，欲作汗，升之不上，降之不下，故胃气上逆，为吃噫无休止。宜此方。

● 又方

枳壳半两　木香壹钱

右细末。每服一钱，白汤调下。未知再与。

● 滑石圆

治伤寒衄血。

滑石末不以多少，饭圆如桐子大，每服十圆，微嚼破，新水咽下立止。只用药末一大钱，饭少许同嚼下亦得。老幼皆可服。

汤晦叔云：鼻衄者，当汗不汗所致，其血青黑时，不以多少，乃得止。宜服温和药以调其荣卫。才见血鲜，急以此药止之。

● **桂枝汤论证**方在前

有人病发热恶寒，自汗，脉浮而微弱，三服此汤而愈。此方在仲景一百十三方内，独冠其首。今人全不用，苦哉！仲景云：太阳中风，阳浮而阴弱，阳浮者热自发，阴弱者汗自出，啬啬恶寒，淅淅恶风，翕翕发热，宜桂枝汤。此脉与证，仲景说得甚分明，止是人看不透，所以不敢用。仲景云：假令寸口脉微，名曰阳不足，阴气上入阳中，则洒淅恶寒也。尺脉弱，名曰阴不足，阳气下陷入阴中，则发热也。此谓元受病而然也。又曰：阳微则恶寒，阴弱则发热。医发其汗，使阳气微，又大下之，令阴气弱，此谓医所病而然也。大抵阴不足阳往从之，故内陷而发热；阳不足阴往乘之，故阴上入阳中则恶寒。举此二端，明白易晓[1]，何惮而不用桂枝哉？

● **茵陈蒿汤**

治胃中有热，有湿，有宿谷，相抟发黄。

茵陈蒿嫩者，壹两半　　大黄叁分　　栀子小者，拾枚

右粗末。每服一钱，水一盏半，煎至八分，去滓，调五苓散二钱服，以知为度。

● **瓜蒂散**并证

治头中寒湿，发黄疸。

瓜蒂贰柒个　　赤小豆　　秫米各贰柒粒

右细末。如大豆大一枚许纳鼻中，缩鼻令入，当出黄水，切不可吹入。

庚戌年避地维扬界，有一家病伤寒七八日，身体洞黄，鼻目皆痛，

---

[1] 易晓：原作"如"，据《医学纲目》卷三十"桂枝汤方"补。

两髀及项颈腰脊强急，大便涩，小便如金。予曰：脉紧且数，脾元受湿，暑热蕴蓄于太阳之经，宿谷相抟，郁蒸而不得散，故使头面有汗，至颈以下无之。若鼻中气冷，寸口近掌无脉则不疗。急用茵陈汤调五苓散与之，数服差。

又记一家病身体痛，面黄，喘满，头痛，自能饮食，大小便如经。予诊之，脉大而虚，鼻塞且烦。予曰：非湿热宿谷相抟，此乃头中寒湿，茵陈五苓不可行也。仲景云：湿家病身疼痛，发热面黄而喘，头痛鼻塞而烦，其脉大，能自饮食，中和无病，病在头中寒湿，故鼻塞。纳药鼻中则愈。仲景无药方[1]。此方见《外台》《删繁》[2]。证云：治天行热毒，通贯藏府，沉鼓骨髓之间，或为黄疸[3]，宜瓜蒂散。即此方也。

又记一舟梢病伤寒发黄，鼻内酸痛，身与目如金，小便赤而数，大便如经。或者欲行茵陈五苓。予曰：非其治也，小便利大便如常，则知病不在藏府。今眼时疼，鼻颏痛，是病在清道中。清道者，华盖肺之经也。若下大黄，则必腹胀为逆，亦用瓜蒂散。先食水，次搐之，鼻中黄水尽，乃愈。

---

[1] 仲景无药方：今本《伤寒论·辨厥阴病脉证并治》有"瓜蒂散"方，由瓜蒂、赤小豆等分组成。

[2] 外台删繁：指《外台秘要》引《删繁》方。此瓜蒂散见《外台秘要》卷四引"《删繁》疗天行热毒"。

[3] 黄疸：《外台秘要》卷四引《删繁》，此后尚有"黑疸、赤疸、白疸、谷疸、马黄等疾，喘息须臾而绝"18字。

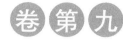

治[1]伤寒

● 治结胸灸法

巴豆拾肆枚　黄连柒寸，连皮用

右捣细，用津唾和成膏，填入脐心，以艾灸其上。腹中有声，其病去矣。不拘壮数，病去为度。才灸了，便以温汤浸手帕拭之，恐生疮也。

● 鹊石散

治伤寒发狂，或弃衣奔走，逾墙上屋。

黄连　寒水石各等分

右细末，每服二钱，浓煎甘草汤，放冷调服。

● 桂枝麻黄各半汤在前[2]

尝记一亲戚病伤寒，身热头疼无汗，大便不通已四五日。予讯问之，见医者治大黄、朴硝等欲下之。予曰：子姑少待。予为视之，脉浮缓，卧密室中，自称其恶风。予曰：表证如此。虽大便不通数日，腹又不胀，别无所苦，何遽便下？大抵仲景法须表证罢方可下，不尔，邪乘虚入，不为结胸，必为热利也。予作桂枝麻黄各半汤，继以小柴胡。爇爇汗出，大便亦通而解。仲景云：凡伤寒之病，多从风寒得之，始表中风寒，入里则不消矣。拟欲攻之，当先解表，乃可下之。若表已解而内不消，大满大实坚，有燥屎，自可除下之。虽四五日，不能为祸也。若

---

[1] 治：原脱，据目录补。

[2] 在前：指桂枝汤与麻黄汤二方在此前已出。为第八卷之前两方。

不宜下而便攻之，内虚热入，协[1]热遂利，烦躁之变，不可胜数。轻者困笃，重者必死矣。元本正文重叠难晓，予删正，此段其理甚明。大抵风寒入里不消，必有燥屎，或大便坚秘。须是脉不浮，不恶风，表证罢，乃可下。大便不通，虽四五日不能为害。若不顾表而便下，遂为协热利也。

● **抵当圆**并证

治瘀血。

水蛭伍枚，炙　虻虫伍枚，去翅、足，炒　桃人陆枚　大黄参分，去皮

右为末。炼蜜和作一圆，以水一盏，煎至七分，顿服。晬时[2]当下血，不下，再作之。

有人病伤寒七八日，脉微而沉，身黄发狂，小腹胀满，脐下冷，小便利。予曰：仲景云，太阳病，身黄，脉沉结，小腹硬，小便不利者，为无血也。小便自利，其人如狂者，血证谛也。投以抵当圆，下黑血数升，狂止得汗解。《经》云：血在上则忘，在下则狂。太阳膀胱随经而蓄于膀胱，故脐下膨胀。由阕[3]门渗入大肠，苦大便黑者，此其证也。

● **破阴丹证**[4]方在前

有人初得病，四肢逆冷，脐下筑痛，身疼如被杖，盖阴症也。急服金液、破阴、来复等丹，其脉遂沉而滑。沉者阴也，滑者阳也，病虽阴而见阳脉，有可生之理。仲景所谓阴病见阳脉者生也，仍灸气海、丹田百壮，手足温，阳回，得汗而解。或问滑脉之状，如何便有生理？予曰：仲景云，翕奄沉名曰滑。何谓也？沉为纯阴，翕为正阳。阴阳和合，故令脉滑。古人论滑脉，虽云往来前却流利庶转，替替然与数相似。仲景三语而足也，此三字极难晓。翕：合也，言张而复合也，故曰翕，为正阳。沉：言忽降而下也，故曰沉，为纯阴。方翕而合，俄降而

---

[1] 协：原作"胁"，据《伤寒论·辨太阳病脉证并治下》改。
[2] 晬时：指从第一日的某时至第二日此时，即一整日。
[3] 阕：据文义，或为"阑"之误。
[4] 破阴丹证：方见上卷。"证"字原脱，据目录补。

下。奄：谓奄忽之间。仲景论滑脉可谓谛当矣，然其言皆有法，故读者难晓。

● 补脾汤 并证

治伤寒汗后，脾胃伤冷物，胸膈不快，寻常血气不和。宜服补脾汤。

人参　干姜　白术　甘草　陈皮去白　青皮去白，各等分

右细末。每服三钱，水一盏，煎数沸，热服，入盐点亦得。

又记有人患伤寒得汗数日，忽身热自汗，脉弦数，心不得宁，真劳复也。予诊曰：劳心之所致，神之所舍，未复其初，而又劳伤其神，荣卫失度。当补其子，益其脾，解发其劳，庶几得愈。授以补脾汤，佐以小柴胡，得解。或者难曰：虚则补其母，今补其子，何也？予曰：子不知虚劳之异乎？《难经》曰：虚则补其母，实则泻其子。此虚当补其母，人所共知也。《千金》曰：心劳甚者，补脾气以益之。脾旺则感于心矣，此劳则当补其子，人所未闻也。盖母生我者也，子继我而助我者也。方治其虚，则补其生者。《锦囊》所谓本体得气，遗体受荫同义。方治其劳，则补其助我者，《荀子》所谓"未有子富而父贫"同义。此治虚与劳所以异也。

● 白虎汤[1]

治中暍。

知母叁两　甘草壹两，炙　石膏捌两，碎，绵裹　粳米叁合

右剉如麻豆大。每服五钱匕，水一盏半，煎至八分。取米熟为度，去滓，温服。

有人头疼身热，心烦躁渴，诊其脉大而虚。予授以白虎汤，数服愈。仲景云：脉虚身热，得之伤暑。又云：其脉弦细芤迟，何也？《素问》云：寒伤形，热伤气。盖伤气不伤形，则气消而脉虚弱，所谓弦、

---

[1] 白虎汤：原作"在本论中"，无此下方组及煎服法。今据朱肱《类证活人书》卷一四"白虎汤"补改。之所以未按张仲景《伤寒论》补者，因二书此方剂量有差异，考虑到朱肱乃宋代人，所用剂量当与许氏更为相近。

细、芤、迟者，皆虚脉也。仲景以弦为阴，朱肱亦曰中暑脉微弱，则皆虚脉可知。

● **麻黄汤证**[1]方在前

有人病伤寒，身热头痛。予诊之曰：邪在表，此表实证也，当汗之以麻黄汤。或人问曰：伤寒大抵因虚，故邪得以入之。今邪在表，何以云表实也？予曰：古人称邪之所凑，其气必虚；留而不去，其病则实。盖邪之入人也，始因虚，及邪居中，则反为实矣。大抵调治伤寒，先要明表里虚实。能明此四字，则仲景三百九十七法，可坐而定也。何以言之？有表实，有表虚，有里实，有里虚，有表里俱实，有表里俱虚。予于表里虚实歌中，常论其事矣。仲景麻黄汤之类，为表实而设也；桂枝汤之类，为表虚而设也。里实，则承气之类是也；里虚，则四逆之类是也。表里俱实，所谓阳盛阴虚，下之则愈也；表里俱虚，所谓阳虚阴盛，汗之则愈也。尝读《华佗传》，有府吏倪寻、李延共止，俱头痛身热，所苦正同。佗曰：寻当下之，延当发汗。或难其异。佗曰：寻内实，延外实，故治之异。

● **小柴胡汤**并证

柴胡贰两　黄芩　人参　甘草各叁分　半夏陆钱壹字，洗七次

右粗末。每服五钱，水一盏半，生姜五片，枣二枚，同煎至八分，去滓，温，日三服。

加减法，《活人书》所载甚详。记有人患伤寒五六日，头汗出，自颈以下无汗，手足冷，心下痞闷，大便秘结，或者见四肢冷，又汗出满闷，以为阴证。予诊其脉沉而紧。予曰：此证诚可疑，然大便结，非虚结也，安得为阴。脉虽沉紧为少阴证，多是自利，未有秘结者。予谓此正半在里半在表，投以小柴胡得愈。仲景称伤寒五六日头汗出，微恶寒，手足冷，心下满，口不欲食，大便硬，脉细者，此为阳微结，必有表，复有里，脉沉亦在里也。汗出为阳微，假令纯阴结，不得复有外

---

[1] 证：原脱，据目录补。

证，悉入在里。此为半在外半在里也，脉虽沉紧不得为少阴。所以然者，阴不得有汗，今头汗出，故知非少阴也。可与小柴胡汤。设不了了者，得屎而解，此疾证候同，故得屎而解也。有人难曰：仲景云病人脉阴阳俱紧，反汗出者，亡[1]阳也，此属少阴。今云阴不得有汗，何也？今头汗出者，故知非少阴，何以头汗出，便知非少阴证？予曰：此一段正是仲景议论处，意谓四肢冷，脉沉紧，腹满，全似少阴。然大便硬，头汗出，不得为少阴。盖头者三阳同聚，若三阴至胸而还，有头汗出，自是阳虚。故曰汗出为阳微，是阴不得有汗也。若少阴，头有汗则死矣。故仲景《平脉法》云：心者火也，名少阴，其头无汗者可治，有汗者死。盖心为手少阴，肾为足少阴，相与为上下。惟以意逆者，斯可得之。

◉ 治太阳阳明合病

麻黄汤方在前。

有人病伤寒，脉浮而长，喘而胸满，身热头痛，腰脊强，鼻干，不得卧。予曰：太阳阳明合病证。仲景法中有三证：下利者葛根汤，不下利呕逆者加半夏，喘而胸满者麻黄汤也。治以麻黄得解。有人问伤寒传入之序，自太阳、阳明、少阳、太阴、少阴、厥阴，所传有次第，何哉？予曰：仲景本论无说，古今亦无言者。惟庞安常谓：阳主生，故足[2]太阳水传足阳明土，土传足少阳木，为微邪。阴主杀，故足少阳木传足太阴土，土传足少阴水，水传足厥阴木，为贼邪。予以为不然。足少阴水传足厥阴木，安得为贼邪。盖牵强傅会，失之穿凿。胡不观《素问·阴阳离合论》云：太阳根起于至阴，名曰阴中之阳；阳明根起于厉兑，名曰阴中之阳；少阳根起于窍阴，名曰阴中之少阳。太阴[3]根起于隐白，名曰阴中之太[4]阴；少阴根起于涌泉，名曰阴中之少阴；厥阴根起于大敦，名曰阴中之绝阴。其次序正与此合。大抵伤寒始因中

---

[1] 亡：原作"正"，据《伤寒经·辨少阴病脉证并治》改。
[2] 足：原脱，据庞安常《伤寒总病论》卷一补。
[3] 阴：原作"阳"，据《素问·阴阳离合论》改。
[4] 太：《素问·阴阳离合论》无此字。

风寒，得之于阴，是以只传足经者。皆阴中之阳，阴中之阴也，不特此也。以六气在天者考之，厥阴为初之气，少阴为二之气，太阴为三之气，少阳为四之气，阳明为五之气，太阳为终之气，此顺也。逆而言之，太阳而后阳明，阳明而后少阳，少阳而后太阴，太阴而后少阴，少阴而后厥阴。伤寒为病，逆而非顺，故以是为序也。

● 小承气汤证[1]

大黄酒洗，肆两　枳实炙，叁枚　厚朴去皮，炙，贰两

右三味，以水四升，煮取一升二合，去滓，分二服。初一服谵语止，若更衣者，停后服；不尔，尽服之。

有人病伤寒八九日，身热无汗，时时谵语，时因下利，大便不通三日矣。非烦非躁，非寒非痛，终夜不得卧，但心中无晓会处，或时发一声，如叹息之状。医者不晓是何证。予诊之曰：此懊恼、怫郁二证俱作也。胃中有燥屎者，承气汤。下燥屎二十余枚，得利而解。仲景云：阳明病下之，心下懊恼微烦，胃中有燥屎者可攻。又云：病者小便不利，大[2]便乍难乍易，时有微热，怫郁不得卧者，有燥屎也。承气汤主之[3]。《素问》云：胃不和则卧不安，此夜所以不得眠也。仲景云：胃中燥，大便坚者，必谵语。此所以有时谵语也。非躁非烦，非寒非痛，所谓心中懊恼也。声如叹息而时发一声，所谓外气怫郁也。燥屎得除，大便通利，胃中安和，故其病悉去也。

又有人病伤寒，大便不利，日晡发潮热，手循衣缝，两手撮空，直视喘急，更数医矣，见之皆走。予曰：此诚恶候，得之者十中九死。仲景虽有证而无治法，但云脉弦者生，涩者死。已经吐下，难于用药，谩且救之。若大便得通而脉弦者，庶可治也。与小承气汤一服，而大便利，诸疾渐退，脉且微弦，半月愈。或人问曰：下之而脉弦者生，此何

---

[1] 小承气汤证：原作"主具仲景本论"，无此方方组及制服法，据《伤寒论·辨厥阴病脉证并治》"小承气汤"及目录改补。

[2] 大：原作"夫"，据《伤寒论·辨阳明病脉证并治》改。

[3] 承气汤主之：《伤寒论·辨阳明病脉证并治》作"宜大承气汤"。

意也？予曰：《金匮玉函》[1] 云循衣妄撮，怵惕不安，微喘直视，脉弦者生，涩者死。微者，但发热谵语，承气汤主之。予尝观钱仲阳《小儿直诀》[2]，云手寻衣领及捻物者，肝热也。此证在《玉函》列于阳明部，盖阳明胃也。肝有热，邪淫于胃经，故以承气泻之。且得弦脉，则肝平而胃不受克，此所以有生之理。读仲景论，不能博通诸医书以发明其隐奥，专守一书者，吾未见其能也。

又记有人病伤寒下利，身热神昏多困，谵语不得眠，或者见下利，便以谵语为郑声，为阴虚证。予曰：此小承气证。众骇然曰：下利而服小承气，仲景之法乎？予曰：此仲景之法也。仲景云下利而谵语者，有燥屎也，宜[3]小承气汤而得解。予尝读《素问》云：微者逆之，甚者从之；逆者正治，从者反治。从少从多，观其事也。帝曰：何谓反治？岐伯曰：塞因塞用，通因通用。王冰注云：大热内结，注泻不止，热宜寒疗。结复须除，以寒下之。结散利止，此通因通用也。正合于此。

● **葛根汤**并证

治项背强。

葛根壹两　麻黄叁分　桂枝　甘草　芍药各半两

右粗末。每服五钱，水一盏半，煎至八分，去滓温服，覆汗为度。

有人患伤寒，无汗恶风，项既屈而且强。予曰：项强兀兀[4]，葛根汤证。或人问曰：何谓兀兀？予曰：兀兀者，如兀足疾屈而强也。谢复古谓：病人羸弱，须凭几而起。误也。盖仲景论中极有难晓处，如振振欲擗地、心中懊憹、外邪怫郁、郁冒不仁、膈内拒痛，如此之类甚多。

熙宁中，邠守宋迪，因其犹子感伤寒之初，不能辨其病证，见其烦渴而汗多，以凉药解治之，至于再三，遂成阴毒，六日卒。迪痛悼之，遂著《阴毒形证诀》三篇。

---

[1] 金匮玉函：此书题汉张仲景撰。或考为《伤寒杂病论》之同体异名书。此后论述，见于今本《伤寒论·辨阳明病脉证并治》"大承气汤"证。
[2] 钱仲阳小儿直诀：即宋代钱乙《小儿药证直诀》。
[3] 宜：原作"属"，据《伤寒论·辨厥阴病脉证并治》"小承气汤"证改。
[4] 兀兀：《伤寒论·辨太阳病脉证并治上》作"几几"。

● 始得阴毒

阴毒本因肾气虚寒，因欲事或食冷物后伤风，内既伏阴，外又感寒，或先感外寒而伏内阴，内外皆阴，则阳气不守。遂发头痛，腰重腹痛，眼睛疼，身体倦怠而不甚热，四肢逆冷，额上及手背冷汗不止，或多烦渴，精神恍惚，如有所失，三二日间或可起行，不甚觉重。诊之则六脉俱沉细而疾，尺部短小，寸口或大。六脉俱浮大或沉，取之大而不甚疾者，非阴证也。若服凉药过多，则渴转甚，躁转急。有此病证者，急服还阳退阴二药即安。惟补虚和气而已，宜服正元散、退阴散、五胜散。阴证不宜发汗，如气正、脉大、身热而未差，用药出汗无妨。

● 正元散

治伤寒。如觉伤寒吹着四肢，头目百骨节疼痛，急煎此药服。如人行五里，再服，或连进三服。出汗立差。若患阴毒伤寒，入退阴散半钱同煎。或伤冷伤食，头昏气满，及心腹诸疾，服之无有不见效。

麻黄去节，秤　陈皮　大黄生　甘草　干姜　肉桂　芍药　附子
茱萸　半夏洗，各等分

右麻黄加一半，茱萸减一半，同为末。每服一大钱，水一盏，生姜三片，枣一枚，煎至七分，热呷。如出汗，以衣被盖覆，切须候汗干去衣被。如是阴毒，不可用麻黄，免更出汗。

● 退阴散

治阴毒伤寒，手足逆冷，脉沉细，头痛腰重，连进三服。小小伤冷，每服一字，入正元散内同煎，入盐一捻。阴毒伤寒咳逆，煎一服，细细热呷，便止。

川乌　干姜各等分

右为粗末，炒令转色，放冷再捣为细末。每服一钱，水一盏，盐一捻，煎半盏，去滓温服。

● 五胜散

治伤寒头痛壮热，骨节疼痛，昏沉困倦，咳嗽鼻塞，不思饮食。兼治伤寒夹冷气并慢阴毒神效方。

白术　甘草　五味子　石膏各肆两　干姜叁两半

右为末。每服二钱，水八分盏，入盐少许，同煎至六分，通口服。如冷气相夹，入姜、枣煎。或治阴毒病，入艾少许同煎。

阴毒渐深候

积阴感于下，则微阳消于上，故其候沉重。四肢逆冷，腹痛转甚，或咽喉不利，或心下胀满结硬，躁渴，虚汗不止，或时狂言，指甲、面色青黑，六脉沉细，而一息七至以来。有此证者，速宜于气海或关[1]元二穴灸三二百壮，以手足和暖为效。仍服金液丹、来苏丹、玉女散、还阳散、退阴散。

玉女散

治阴毒气攻上，腹痛，四肢逆冷，恶候并治之。

川乌去皮脐，冷水浸七日后，薄切曝干，纸袋盛。有患者，取碾末一大钱，入盐一小钱，水一盏半，煎至七分，通口服。压下阴毒，所往如猪血相似。末已，良久再进一服。

还阳散

治阴毒面色青，四肢逆冷，心躁腹痛。

用硫黄末，新汲水调下二钱。良久，或寒一起，或热一起，更看紧慢再服，汗出差。

阴毒沉困候

沉困之候。与前渐深之候皆同，而更加困重。六脉附骨取之方有，按之即无，一息八至以上，或不可数也。至此，则药饵难为工矣。但于脐中灼艾，如半枣大，三百壮以来。手足不和暖者，不可治也。偶复和暖，则以前硫黄及热药助之。若阴气散阳气来，即渐减热药而和治之，以取差矣。

辨少阴脉紧证

记有人患伤寒六七日，心烦昏睡多吐，小便白色，自汗。予诊之，

---

[1] 关：原作"开"，据文义改。

寸口尺中俱紧。予曰：寒中少阴之经[1]，是以脉紧。仲景云：病人脉紧而汗出者，亡阳也，属少阴，法当咽痛而复下利。盖谓此也。有难之曰：《脉诀》紧脉属七表，仲景以紧脉属少阴，紧脉属阳耶？属阴耶？予曰：仲景云，寸口脉俱紧者，清邪中于上焦，浊邪中于下焦。又云：阴阳俱紧者，口中气出，唇口干燥，蜷卧足冷，鼻中涕出，舌上滑胎，勿妄治也。又云：紧则为寒。又云：诸紧为寒。又云：曾为人所难，紧脉从何而来？师云：假令已汗若吐，以肺里寒，故令脉紧。假令咳者，坐饮冷水，故令脉紧。假令下利，以胃虚，故令脉紧。又云：寸口脉微，尺脉紧，其人虚损多汗。由是观之，则寒邪之气，入人经络所致，皆虚寒之脉也。其在阳经则浮而紧，在阴经则沉而紧。故仲景云：浮紧者名为伤寒。又曰阳明脉浮而紧者，必潮热。此在阳则浮而紧也，在阴则沉而紧。故仲景云寸口脉微尺脉紧。其人虚损多汗，则阴常在，绝不见阳。又云：少阴脉紧，至七八日自下利，脉暴微，手足反温，脉紧反去者，此欲解也，此在阴则沉而紧也。仲景云：浮为在表，沉为在里，数为在府，迟为在藏。欲知表里藏府，先以浮沉迟数为定，然后兼于脉而别阴阳也。故论伤寒当以仲景脉法为准。伤寒必本仲景，犹兵家之本孙吴，葬书之本郭氏，三命之本珞璟，壬课之本心镜。舍之而之他，是犹舍规矩而求方圆，舍律吕而合五音，必乖缪矣。予尝作《伤寒歌》百篇，其首篇云《伤寒脉证总论篇第一》。皆本仲景。今谩录于后。

大浮数动滑阳脉，阴病见阳生可得。沉涩弦微弱属阴，阳病见阴终死厄。仲景云：脉大浮数动滑，此名阳也。脉沉涩弱弦微，此名阴也。阴病见阳脉者生，阳病见阴脉者死。阴阳交互最难明，轻重斟量当别白。脉虽有阴阳，须看轻重，以分表里。轻手脉浮为在表，表实浮而兼有力。但浮无力表中虚，自汗恶风常渐渐。伤寒先要辨表里虚实，此四者为急。仲景浮为在表，沉为在里。然表症有虚有实。浮而有力者，表实也，故无汗不恶风。浮而无力者，表虚也，故自汗恶风。重手脉沉为在里，里实脉沉来亦实，重手无力大而虚，此是里虚

---

[1] 经：原作“绝”，据《伤寒九十论》“辨少阴脉紧证（五十二）”改。

宜审的[1]。里证亦有虚实。脉沉而有力者，里实也，故腹满大便不通。沉而无力者，里虚也，或泄利，或阴证之类。以上八句，辨表里虚实尽矣。**风则虚浮寒坚牢，水停水滀必沉潜。动则为痛数为热，支饮应须脉急弦。太过之脉为可怪[2]，不及之脉亦如然。**仲景云：风则虚浮，寒则牢坚，沉潜水滀，支饮急弦，动则为痛，数则热烦，太过可怪，不及亦然。邪不空见，中必有奸。**荣卫太盛名高章，高章相搏名曰纲。荣卫微时名㥆卑，㥆卑相搏损名扬。荣卫既和名缓迟，缓迟名沉此最良。九种脉中辨疾证，长沙之诀妙难量。**仲景云：寸口卫气盛名曰高，荣气盛名曰章，高章相搏名曰纲。卫气弱名曰㥆，荣气弱名曰卑，㥆卑相搏名曰损。卫气和名曰缓，荣气和名曰迟，缓迟相搏，名曰沉。大抵仲景论伤寒证候，自是一家。**瞥瞥有如羹上肥，此脉定知阳气微。萦萦来如蛛丝细，却是体中阴气衰。脉如泻漆之绝者，病人亡血更何疑。**仲景云：脉瞥瞥如羹上肥者，阳气微也。脉萦萦如蛛丝细者，阳气衰也。脉绵绵如泻漆之绝者，亡血也。阳气衰，《千金》作阴气衰[3]。**阳结蔼蔼如车盖，阴结循竿亦象之。**仲景云：蔼蔼如车盖者，阳结也。累累如循竿者，阴结也。**阳盛则促来一止，阴盛则结缓而迟。**此谓促、结二脉也。仲景云：脉来缓，时一止名曰结；脉来数，时一止名曰促。阳盛则促，阴盛则结。**纵横逆顺宜审察，残贼灾怪要须知。**仲景云：脉有相乘，有纵有横，有逆有顺，何谓也？曰：水行乘火，金行乘木，名曰纵；火行乘水，木行乘金，名曰横；水行乘金，火行乘木，名曰逆；金行乘水，木行乘火，名曰顺也。又问曰：脉有残贼，何谓也？师曰：脉有弦、紧、浮、滑、沉、涩。此六者，名残贼，能为诸脉作病也。又问曰：脉有灾怪，何谓也？答曰：旧时服药今乃发，为灾怪。**脉静人病内虚故，人安脉病曰行尸。**仲景云：脉病人不病曰行尸，以无主气，卒仆不知人。人[4]病脉不病名曰内虚，以无谷神，虽困无苦。**右手气口当主气，主血人迎左其位。气口紧盛食必伤，人迎紧盛寒邪炽。**左为人迎，右为气口。人迎紧盛伤于寒，气口紧盛伤于食。**数为在府迟为藏，浮为在表沉在里。**仲景云：浮为在表，沉为在里，数为在府，迟为在藏。**脉浮而缓风伤荣，浮紧坚**

---

[1] 此是里虚宜审的：原作"此是理虚理审的"，据许叔微《伤寒百证歌》卷一改。
[2] 怪：原作"轻"，据许叔微《伤寒百证歌》卷一改。
[3] 衰：原脱，据许叔微《伤寒百证歌》卷一补。
[4] 人：原脱，据许叔微《伤寒百证歌》卷一补。

涩寒伤卫。脉微大忌令人吐，欲下犹防虚且细。仲景云：脉微不可吐，虚细不可下。沉微气弱汗为难，三者要须当审记。孙用和云：阴虚脉沉微而气弱者，不可汗。汗、下、吐三候脉有不可行者，切当审之。阳加于阴有汗证，左手沉微却应未。《素问》云：阳加于阴谓之汗。趺阳胃脉定死生，仲景论言趺阳脉者，十有八九。太溪肾脉为根蒂。伤寒必诊太溪、趺阳者，谓人以肾脉、胃脉为主。仲景讥世人握手不及足者以此。脉来六至或七至，邪气渐深须用意。浮大昼加病属阳，沉细夜加分阴位。九至以上来短促，状若涌泉无入气。更加悬绝渐无根，命绝天真当死矣。孙用和云：脉及六至七至以上，浮大昼加病，沉细夜加病。更及八至，精气消，神气乱，必有散脱精神之候，须切急为治疗。又加之九至十至，虽和扁[1]亦难治。如八至九至，加以悬绝，悬绝者无根也，如泉之涌，脉无入气，天真绝而必死矣。病人三部脉调匀，大小浮沉迟数类。此是阴阳气已和，勿药自然应有喜。仲景云：寸口、关上、尺中三处，大小浮沉迟数同等，虽有寒热不解，此脉已和，为必愈。

　　发热恶寒，近似伤寒者，有五种。脉浮而数，其人发热而恶寒者，伤寒之候也。脉浮而紧，其人发热恶寒，或有痛处，是欲为痛疖也。脉浮按之反涩，其人发热而恶寒，或膈实而呕吐，此是伤食也。脉浮而滑，其人发热而背寒，或头眩而呕吐，此是风痰之证也。脉浮而弦，其人发热而恶寒，或思饮食，此是欲作疟证也。能辨其脉，又验其证，斯无误也。

---

[1] 和扁：即古时名医医和与扁鹊。喻指医技高超的医师。

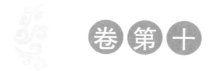

治妇人诸疾

● 四物汤

治妇人荣卫气虚，挟风冷，胸胁膨胀，腹中疗痛，经水愆期，或多或少，崩伤漏下，腰腿痛重，面色青黄，嗜卧无力，安胎止痛，补虚益血。

当归　芎䓖　熟干地黄　白芍药各等分

右粗末。每服四钱，水一盏，煎至八分，去滓温服，不拘时候。

● 滑胎枳壳散

商州枳壳贰两　甘草壹两

右细末。每服二钱，百沸汤点服，空心食前，日三服。凡怀孕六七月以上即服，令儿易生，初生胎小微黑，百日以后，肉渐变白。此虽孙真人滑胎易产方，然抑阳降气，为众方之冠。

● 内补圆并证

治妊娠冲任脉虚，补血安胎。

熟干地黄贰两　当归壹两，微炒

右细末。炼蜜和圆如桐子大，每服三四十圆，温酒下。

以上三方，诸集皆载之，在人用之如何尔。大率妇人妊娠，惟在抑阳助阴。《素问》云：阴搏阳别，谓之有子。盖关前为阳，关后为阴。尺中之脉，按之搏手而不绝者，妊子也。妇人平居，阳气微盛无害。及其妊子，则方闭经隧以养胎，若阳盛搏之，则经脉妄行，胎乃不固。《素问》所谓：阴虚阳搏，谓之崩也。抑阳助阴之方甚多，然胎前药惟恶群队，若阴阳交杂，别生他病。唯是枳壳散所以抑阳，四物汤所以助阴故尔。但枳壳散差寒，若单服之，恐有胎寒腹痛之疾，当以内补圆佐之，则阳不至强，阴不至弱，阴阳调匀，有益胎嗣。此前人未尝论及也。

● 木香圆

治妇人有孕伤饮食。

木香贰钱匕　京三棱　白茯苓　人参各叁钱匕

右细末。面糊圆绿豆大，每服三十圆，熟水下。

● 白术散

治妊娠气不和调，饮食少。

白术炒　干紫苏各壹两　白芷微炒，叁钱　人参叁钱　川芎　诃子皮　青皮各半两　甘草壹钱

右细末。每服二钱，水一盏，姜三片，煎七分，不拘时候，温服。

《经》云：饮食自倍，肠胃乃伤。又云：阴之所生，过在五味。阴之五宫，伤在五味。若妊子饮食不节，生冷毒物，恣性食啖，必致脾胃之疾。故妊娠伤食难得药，惟此二方最稳捷。

● 紫苏饮

治妊娠胎气不和，怀胎近上，胀满疼痛，谓之子悬。兼治临产惊恐气结，连日不产。

紫苏茎叶壹两　大腹皮　人参　川芎　陈橘皮　白芍药各半两　当归叁钱　甘草壹分

右细剉。分作三服，每服用水一盏半，生姜四片，葱白七寸，煎至七分，去滓，空心服。

曾有妇人累日产不下，服遍催生药不验。予曰：此必坐草太早，心怀下一[1]惧，气结而然，非不顺也。《素问》云：恐则气下。盖恐则精神怯，怯则上焦闭，闭则气还，还则下焦胀，气乃不行矣。得此药一服便产。及妇人六七月子悬者，予用此数数有验，不十服胎便近下。

---

[1] 下一：《是斋百一选方》卷十八"紫苏饮"作"恐"。

● 下死胎方

桂末二钱，麝香当门子一个，同研，暖酒服，须臾如手推下。此不用水银等，此药不损血气。赵和叔传。

● 紫石英圆

治妇人病多是月经乍多乍少，或前或后，时发疼痛，医者一例呼为经病，不曾说得是阴胜阳，是阳胜阴，所以服药少得有效。盖阴气乘阳，则胞寒气冷，血不运行，《经》所谓"天寒地冻，水凝成冰"，故令乍少，而在月后。若阳气乘阴，则血流散溢，《经》所谓"天暑地热，经水沸溢"，故令乍多，而在月前。当知其阴阳，调其血气，使不相乘，以平为福。

紫石英　禹余粮烧，醋淬　人参　龙骨　川乌头炮　桂心　桑寄生杜仲　五味子　远志　泽泻　当归　石斛　苁蓉　干姜各壹两　川椒牡蛎　甘草各半两

右为末。炼蜜圆如桐子大，米饮下三十圆至五十圆，空心食前。

● 通经圆

治妇人、室女月候不通，疼痛，或成血瘕。

桂心　青皮去白　大黄炮　干姜　川椒　蓬莪术　川乌　干漆　当归　桃人各等分

右细末。将四分用米醋熬成膏，和余六分末成剂，臼中治之，圆如桐子大，眼干。每服二十圆，用淡醋汤送下，加至三十圆，温酒亦得，空心食前服。

徽州医巫张扩，顷年缘事在推勘院。有王医者，以医职直宿，日夜与之稔熟，口传此方，渠甚秘之。予后得此方，以治妇人疾，不可胜数，且欲广行，不敢自秘。寻常气血凝滞疼痛，数服便效。

● 地黄圆并证

有一师尼患恶风，体倦，乍寒乍热，面赤心烦，或时自汗。是时疫气大行，医见其寒热，作伤寒治之，以大小柴胡汤杂进，数日病剧。予诊视曰：三部无寒邪脉，但厥阴脉弦长而上出鱼际，宜服抑阴等药。予

制此地黄圆。

生干地黄贰两　柴胡　秦艽　黄芩各半两　赤芍药壹两

上细末。炼蜜圆如桐子大，每服三十圆，乌梅汤吞下，不拘时候，日三服。

昔宋褚澄疗师尼寡妇别制方，盖有谓也。此二种鳏居，独阴无阳，欲心萌[1]而多不遂，是以阴阳交争，乍寒乍热，全类温疟，久则为劳。尝读《史记·仓公传》载，济北王侍人韩女，病腰背痛，寒热，众医皆以为寒热也。仓公曰：病得之欲男子不可得也。何以知其欲男子而不可得？诊其脉，肝脉弦出寸部，是以知之。盖男子以精为主，妇人以血为主。男子精盛则思室，妇人血盛则怀胎。夫肝摄血者也[2]，厥阴弦出寸部，又上鱼际，则阴血盛可知。故知褚澄之言，信有谓矣。

● 地黄圆

治妇人月经不调，每行数日不止，兼有白带，渐渐瘦悴，饮食少味，累年无子。

熟干地黄壹两壹分　山茱萸　白芜荑　干姜　白芍药剉，微炒　代赭石醋淬，各一两　厚朴　白僵蚕[3]

右细末，炼蜜圆如桐子大，每服四五十圆，空心酒下，日三服。

此庞老方。凡妇人有白带，是第一等病，令人不产育，宜速治之。昔扁鹊过邯郸，闻贵妇人多有此病，所以专为带下医也。

● 琥珀散

治妇人月经壅滞，每发心腹脐疞痛不可忍。及治产后恶露不快，血上抢心，迷闷不省，气绝欲死。

京三棱　蓬莪术　赤芍药　刘寄奴　牡丹皮　官桂　熟干地黄　菊花　真蒲黄　当归干秤，已上各壹两，剉

---

[1] 萌：原作"崩"，据《医说》卷九"疗师尼寡妇别制方"改。
[2] 夫肝摄血者也：原作"无肝摄血有也"，据《医说》卷九"疗师尼寡妇别制方"改。
[3] 厚朴白僵蚕：此二药原无剂量。据《妇人大全良方·崩中漏下生死脉方论》"地黄圆"作"各三分"。

右前五味，用乌豆一升，生姜半斤切片，米醋四升同煮，豆烂为度。焙干，入后五味，同为末。每服二钱，温酒调下，空心食前服。一方不用菊花、蒲黄，用乌药、延胡索，亦佳。此予家之秘方也。若是寻常血气痛，只一服。产后血冲心，二服便下。常服尤佳。予前后救人，急切不少。此药易合，宜多合以救人。

◎ 桃人煎

治妇人血瘕血积，经候不通。

桃人去皮、尖，麸炒黄　大黄　川朴硝各壹两　虻虫半两，炒黑

右四味末之，以醇醋二升半，银石器中慢火煎取一升五合，先下大黄、桃人、虻虫三味，不住手搅，欲圆，下川朴硝，更不住手搅。良久出之，圆如桐子大。前一日不用吃晚食，五更初用温酒吞下五圆，日午取下如赤豆汁、鸡肝、虾蟆衣。未下再作，血鲜红即止。续以调气血药补之。

此出《千金方》。顷年在毗陵，有一贵人妻患小便不通，脐腹胀不可忍，众医皆作淋治，如八正散之类。数种治皆不退，痛愈甚。予诊之曰：此血瘕也，非瞑眩药不可去。予用此药，五更初服，至日午，痛大作不可忍，遂卧，少顷下血块如拳者数枚，小便如黑汁者一二升，痛止得愈。此药治病的切，然猛烈太峻，气血虚弱者，更宜斟酌与之。

◎ 佛手散

治妇人妊孕五七月，因事筑磕着胎，或子死腹中，恶露下，疼痛不止，口噤欲绝，用此药探之，若不损则痛止，子母俱安。若胎损立便逐下，此药催生神效。

当归　川芎等分

右粗末，每服三钱，水一小盏，煎令泣泣欲干，投酒一大盏，止一沸，去滓温服，口噤灌之，如人行五七里再进。不过二三服便生。有一方[1]云：此药治伤胎去血多，崩中去血多，金疮去血多，拔齿去血多，

---

[1] 有一方：此后语出《和剂局方》卷九"治妇人诸疾"，其书此方方名曰"芎䓖汤"。

昏晕欲倒者，用水煎服。

● **治崩中下血方**二方

黄芩为细末，每服一钱，烧秤锤淬酒调下。崩中多是用止血药、补血药，此治阳乘阴，前所谓"天暑地热，经水沸溢"者。

治下血不止，或成五色崩漏方。

香附子春去皮毛，中断之，略炒，为末。每服二钱，用清米饮调下。此方徐朝奉传。其内人有是疾，服遍药不效，后获此方遂愈，须久服为佳。亦治产后腹痛，大是妇人仙药，常服资[1]血调气。

● **愈风散**并证

治产后中风，口噤，牙关紧急，手足瘛疭。

荆芥穗轻焙过，一两，细末，每服二钱，温酒调下。

《经验》《产宝》[2] 皆有此方。陈选方中用举卿、古拜[3]二味，盖切脚隐语以秘之也。此药委有奇效神圣之功。大抵产室但无风为佳，不可衣被帐褥太暖。太暖即汗出，汗出则腠理开，易于中风，便致昏冒。曾记有一妇人，产后遮护太密，阁内更生火，睡久及醒，则昏昏如醉，不省人事，其家惊惶。医用此药，佐以交加散。祝云：服之必睡，睡中必以左手搔头，觉必醒矣。果如其言。

● **交加散**

治妇人荣卫不通，经脉不调，腹中撮痛，气多血少，结聚为癥，产后中风。

生地黄伍两，研，取汁　　生姜伍两，研，取汁

右交互用汁浸一夕，各炒黄，渍汁尽为度，末之。寻常腹痛，酒调

---

[1] 资：原作"盗"。明显文义不通，既然"大是妇人仙药"，则不可能"盗血"，当为"资"字形近而误，据改。

[2] 经验产宝：《经验》难定何书，而今本《卫生家宝产科备要》中有治"产后中风"用"荆芥末"一味，《产宝》或指此书。

[3] 陈选方中用举卿古拜：《陈选方》不知何指，据明代李时珍《本草纲目·荆芥》云"陈无择隐为举卿古拜散"，然今本陈无择《三因方》中无此语，亦无此方。"举卿、古拜"为"荆芥"二字的反切，用以作此方隐语。

下三钱。产后尤不可缺。

● 治诸般淋方[1]

苦杖根，俗呼为杜牛膝，多取净洗，碎之。以一合，用水五盏，煎一盏，去滓，用麝香、乳香少许，研调下。

鄞县武尉耿梦得，其内人患砂石淋者，十三年矣。每溅痛楚不可忍，溺器中小便下砂石，剥剥有声，百方不效。偶得此方啜之，一夕而愈，目所见也。

● 半夏散

半夏末，如豆大许，以竹管吹入鼻中，立醒。

● 蒲黄散

治产后出血太多，虚烦发渴。

真蒲黄末二钱，饮下，渴躁甚，新汲水下。

● 护胎方 二方

治妊娠时气身大热，令子不落。

伏龙肝为末，水调涂脐下二寸。干则易，差即止。又取井中泥涂心下，干则易。

又方

浮萍 干　川朴硝　蛤粉　大黄 碎，微炒　蓝根 各壹两

右为末，水调封脐上。安胎解烦热，极妙。

● 芎䓖散

妇人患头风者，十居其半，每发必掉眩，如在车上，盖因血虚，肝有风邪袭之尔。《素问》云：徇蒙招摇，目眩耳聋，上虚下实，过在足少阳、厥阴，甚则归肝。盖谓此也。予尝处此方以授人，比他药捷而效速。

川芎 壹两　当归 参分　羌活　旋覆花　蔓荆子　细辛 华阴者　石膏藁本　荆芥穗　半夏曲 炙　防风　熟地黄　甘草 各半两

---

[1] 治诸般淋方：原作"治妇人诸般淋"，据目录改。

右为末。每服二钱，水一大盏，姜三片，同煎至七分，去滓温服，不拘时候。

● **麻苏粥法**[1]

妇人产后有三种疾，郁冒则多汗，汗则大便秘，故难于用药。唯麻子苏子粥，最佳且稳。

紫苏子、大麻子二味各半合，净洗，研极细，用水再研取汁一盏。分二次煮粥啜之。此粥不唯产后可服，大抵老人诸虚人风秘，皆得力。尝有一贵人母年八十四，忽尔腹满头疼，恶心不下食。召医者数人议，皆供补脾进食，治风清利头目药。数日，疾愈甚，全不入食，其家忧，恳予辨之。予诊[2]之曰：药皆误矣。此疾止是老人风秘，藏府壅滞，聚于鬲中，则腹胀恶心不喜食。又上至于巅，则头痛神不清也。若得藏府流畅，诸疾悉去矣。予令作此粥，两啜而气泄，先下结屎如胡椒者十余，后渐得通利，不用药而自愈。

● **当归散**

治妇人天癸以过期，经脉不匀，或三四月不行，或一月再至，腰腹疼痛。《素问》云：七损八益。谓女子七七数尽而经脉不依时者，血有余也，不可止之，但令得依时不腰痛为善，宜此当归散。

当归　川芎　白芍药　黄芩各剉、炒，各一两　白术半两　山茱萸壹两半

右细末。每服二钱，酒调下，空心食前，日三服。如冷，去黄芩加桂一两。

● **大枣汤**

治妇人藏燥。

甘草叁两　小麦壹升　大枣拾枚

右㕮咀，以水六升，煮三升，去滓温分三服。亦补脾气。乡里有一妇人数欠，无故悲泣不止，或谓之有祟，祈禳请祷备至，终不应。予忽

---

[1] 麻苏粥法：原脱，据目录补。
[2] 诊：原作"说"，据文义改。

忆《金匮》有一证云：妇人藏燥悲伤欲哭，象如神灵所作[1]，数欠伸者[2]，大枣汤[3]。予急令治药，尽剂而愈。古人识病制方，种种妙绝如此，试而后知。

◉ 鹿屑汤

治妊娠热病，胎死腹中。

鹿角屑一两，水一碗，葱白五茎，豆豉半合，同煎至六分，去滓，温，分二服。

◉ 疗胞衣死胎不下方[4]

治妇人生产数日不下及胞衣死胎不下者方。

用蓖麻子七粒去壳，研如泥，涂足心，才下便急洗去。此崔元亮《海上方》，人但未知耳。政和中一乡人内子，产二日不下。予令漫试之，一涂俄顷便下。自后常用极验。

治小儿诸病[5]

◉ 小儿形证

候小儿脉当以大指按三部。一息六七至为平和，十至为发热，五至为内寒。脉紧为风痫，沉缓为伤食，促急为虚惊，弦急为气积，沉细为冷，浮为风，大小不匀为恶候、为鬼祟，浮大数为风为热，伏结为物聚，单细为疳劳。凡腹痛多喘呕而脉洪者，为有虫。浮而迟潮热者，胃寒也，温之则愈。予尝作歌以纪之。歌曰：小儿脉紧风痫候，沉缓食伤多吐呕。弦急因知气不和，急促虚惊神不守。冷则沉细风则浮，牢实大便应秘久。腹痛之候紧而弦，脉乱不治安可救。变蒸之时脉必变，不治

---

[1] 神灵所作：原作"神虚"，据《金匮要略·妇人杂病脉证并治》改。
[2] 数欠伸者：原作"数次"，据《金匮要略·妇人杂病脉证并治》改。
[3] 大枣汤：《金匮要略·妇人杂病脉证并治》作"甘麦大枣汤"。
[4] 疗胞衣死胎不下方：原脱，据目录补。
[5] 治小儿诸病：原作"小儿病方"，据目录补改。

自然无过缪。单细疳劳洪有虫，大小不匀[1]为恶候。脉浮而迟有潮热，此必胃寒来内寇。泻痢浮大不可医，仔细斟量宜审究。婴孩未可脉辨者，俗医多看虎口中纹颜色，与四肢冷热验之，亦有可取。予亦以二歌纪之。《虎口色歌》曰："紫风红伤寒，青惊白色疳。黑时因中恶，黄即困脾端。"《冷热证歌》曰："鼻冷定知是疮疹，耳冷应知风热证。通身皆热是伤寒，上热下冷伤食病。"若能以色脉参佐验之，所得亦过半矣。

● 睡惊圆

治小儿一切惊疳、食积、风痫之证。

使君子伍拾个，烧存性　香墨枣大壹块　金、银箔各伍片　腻粉贰钱

右先研使君子、墨细，次入金银箔于乳钵内同研，次入腻粉并麝香少许，研令极细匀。稀糊圆如桐子大，阴干。每服一圆，薄荷汤磨下。一岁以下半圆。一名青金丹。乡里有一士人家货此药，日得数千钱，已百余年矣。

● 麦门冬散

治小儿呕吐，脉数有热。

麦门冬　半夏曲　人参　茯苓各叁钱　甘草壹钱

右细末。每服二钱，水一盏，姜三片，煎五分，去滓，温，日二三服。

● 白术散

治小儿呕吐，脉迟细有寒。

白术　人参各贰钱　半夏曲贰钱　茯苓　干姜　甘草各壹钱

右细末。每服二钱，水一盏，姜三片，枣一枚，煎至七分，去滓，温，日二三服。

● 调中圆

治小儿久伤脾胃，腹胀。

---

[1]匀：原作"自"，据前"大小不匀为恶候"句改。

干姜　橘红　白术　茯苓　木香　缩砂人　官桂　良姜_{各等分}

右细末。糊圆如麻子大，每服二三十圆，食后熟水下。

● 芎朴圆

治小儿疳瘦，泻白水，腹膨胀。

芎䓖　厚朴_{各一两}　白术_{半两}

右细末。炼蜜圆如小弹子大，每服一圆，米饮化下。三岁以下半圆。

● 消积圆

治小儿食积，口中气温，面黄白，多睡，大便黄赤臭。

缩砂_{拾贰个}　丁香_{九个}　乌梅肉_{叁个}　巴豆_{壹个，出油}

右细末。糊圆如黍米大。三岁以上五六圆，三岁以下二三圆，温水下，无时。

大凡小儿身温壮，非变蒸之候，大便白而酸臭，为胃有蓄冷。宜圆药消下，后服温胃药。若身温壮，大便赤而酸臭，为胃有蓄热。亦宜圆药消下，后服凉胃药。无不愈。

● 捻念散

治小儿麻豆疮欲出，浑身壮热，情绪不乐，不思饮食。服此可以内消，仍令疮无瘢痕。

紫草茸　升麻　糯米_{各半两}　甘草_{壹两}

右粗末。每服四钱，水一盏，煎至六分，去滓温服，并滓再作一服。此疗疮疹奇方。

● 扁银圆

治小儿急慢惊风积。

青黛_{叁大钱}　水银_{壹皂子大，同黑铅炒，结成砂子}　寒食面　黄明胶_{炒令焦，为末，各贰钱}　轻粉_{炒，伍钱}　雄黄　粉霜　朱砂_{各壹一两}　巴豆_{壹拾壹个，出油}　脑、麝_{少许}

右都研细匀。滴水圆如麻子大，捏令扁，曝干，瓷盒盛。一岁一圆，随意加减。煎皂子汤送下，不得化破。

治小儿有阳痫、阴痫、慢脾风三证，皆搐搦上视。阳痫者，俗所谓急惊也；阴痫者，俗所谓慢惊也。皆可随证治之。惟慢脾风因吐泻，脾胃受风，为难治，难得药。近世多用生附子及青州白圆子、金液丹，今用之如醒脾圆，皆要药也。

● **醒脾圆**又方

治小儿慢脾风，因吐利后虚困昏睡，欲生风痫。

厚朴　白术　舶上硫黄　天麻各半两　全蝎　防风　人参　官桂各壹分

右为末。酒浸蒸饼和圆如鸡头大，每服一圆，捶碎，温米饮下。

又方

全蝎贰个，青薄荷叶裹煨　白术指面大贰块　麻黄长伍寸拾个，去节

右细末。二岁以下一字，三岁以上半钱，薄荷汤下，量大小加减服。

● **人参散**

治脾风多困。

人参　冬瓜人各半两　天南星壹两，切片，用浆水、姜汁煮，存性

右细末。每服一钱，水半盏，煎二三分，温服。

● **蝎梢圆**

治小儿胎虚气弱，吐利生风，昏困嗜卧，或时潮搐。

全蝎微炒　白附子煨裂，各半两　通明硫黄壹两　半夏壹两，切片，姜汁制，焙干

右细末。姜汁糊圆如麻子大，每服三十粒，荆芥汤下，更看大小加减服。

● **龙齿散**

治小儿拗哭。

龙齿　蝉壳　钓藤有钓子者　羌活　茯苓　人参各等分

右为末。每服一大钱，水一大盏，煎六分，去滓温服。

精·选·海·外·珍·稀·中·医·方·书·十·种·校·释

类证普济本事方后集

〔南宋〕许叔微　撰

类证普济本事方后集目录

卷 之 一[1]

---

[1] 卷之一：原作"第一卷"，据正文改，后同不注。

[2] 治诸虚进食生血气并论：原作"治诸虚等疾"，据正文改。此前有"用药总论"四字，正文未见，据删。

卷 之 二

---

[1] 御方：原脱，据正文补。

[2] 东京金宅：原脱，据正文补。

[3] 王荆公方，云：原脱，据正文补。

卷 之 三

[1] 雄黄：原脱，据正文补。
[2] 气：此后原有"方"字，据正文删，后同不注。

[1] 气：此后原有"痛"字，据正文删。
[2] 疼：原无，据正文补。
[3] 翻：原作"番"，据正文改，后同。

卷 之 四

[1] 翻胃吐食：原作"治番胃"，据正文改。
[2] 药：原无，据正文补。
[3] 传：原无，据正文补。
[4] 诸般：原无，据正文补。
[5] 效：原无，据正文补。

---

[1] 此与《局方》不同：原无，据正文补。
[2] 洗：此前有"又"字，据正文删。

卷 之 五

[1] 照水丹：此前原有"点翳"二字，据正文删。

[2] 男子妇人：原无，据正文补。

[3] 及：原无，据正文补。

[4] 弦：原作"眩"，当为"弦"之误，据文义改。

[5] 诸般：原作"一切"，据正文改。

[6] 治诸喘嗽等疾：原作"治诸般嗽疾"，据正文及上下文改。

[7] 年日：原无，据正文补。

[8] 妙方：原无，据正文补。

---

[1] 疾：原作"方"，据正文改。
[2] 治诸鼻耳等疾：原作"治鼻耳诸疾"，据正文改。

卷 之 六

［1］不止：原无，据正文补。
［2］鼻上生黑刺者：原作"黑粉刺"，据正文改。
［3］治诸痈疖等疾：原作"治痈疖诸疾"，据正文改。
［4］治诸水肿气疾：原作"治水肿等疾"，据正文改。
［5］疾：原作"方"，据正文改。
［6］搏：原作"膊"，据文义改。

卷 之 七

[1] 并赤白痢：原作"并痢赤白"，据正文改。
[2] 风毒：原无，据正文改。
[3] 丈夫妇人：原无，据正文补。

[1] 男子妇人：原无，据正文补。
[2] 此：原无，据正文补。
[3] 肠：原脱，据正文补。
[4] 傅：原作"付"，据正文改。

卷 之 八

---

[1] 又方：原脱，据正文补。

[2] 内：原作"伤"，据正文改。

[3] 伤损筋骨：原作"损伤筋骨"，据正文补。

[4] 伤：原无，据正文补。

卷 之 九

[1] 并：原无，据正文补。
[2] 及有血：原无，据正文补。
[3] 及：原无，据正文补。
[4] 下：原无，据正文补。
[5] 脏毒：原无，据正文补。
[6] 治：此后原有"取"字，据正文删。

卷 之 十

---

[1] 妇人：原无，据正文补。
[2] 妇人：原无，据正文补。
[3] 候：原作"疾"，据正文改。
[4] 小儿：原无，据正文补。
[5] 小儿：原无，据正文补，后同不注。
[6] 肿赤可畏者：原作"肿痛可畏"，据正文改。

---

[1] 治：原无，据正文补。
[2] 不以新久方：原无，据正文改。

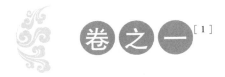

卷之一[1]

治诸虚进食生血气并论，方计壹拾玖道[2]

夫人禀阴阳五行，运气荣卫而保全其身。凡一身中或有毫杪疾患，无非因脏腑虚冷。脏腑虚冷则荣卫不调，荣卫不调则疾生矣。又况虚冷之极，又能生其虚阳，或手足腰肾及眼目口齿、三焦六腑，值病之亟，则各能死人。且如左右手三阳三阴十二经脉，皆须用有胃气，或加之有疾而无胃气者，不问病之轻重，断然不救。何谓须用有胃气？缘胃受谷气，谷气生则能生气血，气血壮则荣卫不衰，荣卫不衰则病自去矣。如五脏六腑表里之间，皆出自谷气而相传授，生气血而灌荫五脏。或气血不足，则五脏六腑荫无所自。况加之于忧愁思虑、喜怒不常、起居劳役、饮食不节、房事过多、冲雪冒霜、伏暑解热，损失耗散，则病生焉。且如季春、季夏、季秋、季冬，一十八日之间，脾土于此时王极，每遇此际肾水受克，故当补肾。所以心、肺、肝、脾、肾各有衰王，各有相生相克。如心克肺，肺克肝，肝克脾，脾克肾，肾克心，遇王则克之愈甚。凡受克处故宜补然，春补脾，夏补肺，秋补肝，冬补心。古之贤人，平居无病，亦常用方药法度调护脾胃，使进饮食而全谷气，凡百皆得其宜。如今之庸医，用意皆错，姑举一二而为证。然且如肾经衰败，则以天雄、附子之类而言补肾。且肾本属北方壬癸水，喜湿恶燥，反用天雄、附子至燥之药，岂能补乎肾邪？况肾经虚，则乃五脏六腑衰极，而渐至于肾，则诸病生焉。凡下部肾经虚者，不必补之，至妙之法

---

[1] 卷之一：此前原有"许学士类证普济本事方后集"十一字，据目录删。后同不注。
[2] 方计壹拾玖道：原脱，据目录补。

有二。一则但补脾护胃，使进饮食而全谷气，令生气血。所谓者，可每日夜半子时，乃北方正候，当此之时，肾水王极则摄血化精，精气全则丹田充实，肾经不虚，病自去矣。男子则摄血化精，女化为月事。若谷气不全，则气血不生，气血不生，则当夜半子时，肾水虽王，则血不能偿其肾，所摄无精可化，丹田不固，肾自虚矣。以此观之，凡肾经并五脏虚败，医者不识源流，枉用其法，初不能损于病乎。今则具列先补脾胃，后调气血，二方并法悉皆备集。予不欲私为己有，用传好事云耳。

● **戊己圆**有证论[1]

治丈夫、妇人禀赋怯弱，饮食无味，气血衰败，肌肉不生，项背拘紧，腰脚无力，胸膈膨胀，多睡少寐，终日昏蒙，夜多异梦。及积年脾蛊，时下恶心，噫酸吐水，小儿吐乳，大人翻胃，并皆治之。此药能护脾开胃，进饮食，长肌肉，生气血，化精益髓，全胃气。丹田不竭，肾经不虚，是此药功也。

茴香叁两，拣净　甘草壹两，炙　浮椒伍两，乃胡椒也，拣净　人参壹两　白术贰两　朱砂半两　白茯苓叁两　香附子半两

右为细末，生姜汁打面糊为圆[2]如梧桐子大。每服二十圆，空心白汤送下，日二服。

● **又方**

石菖蒲贰两　白茯苓叁两　白术贰两　茴香壹两半　青皮壹两　枳壳壹两，麸炒，去穰

右为细末。每服二大钱，枣汤调，空心服。

● **又方**

枳壳贰两　木香壹两半　丁香半两　青皮壹两半，去白　牡蛎贰两半　甘草[3]　白茯苓壹两

右为细末。米饮送下三钱，不计时候。

---

[1] 有证论：原脱，据目录补。此类标题后小字，正文均脱，均据目录补，后同不注。
[2] 圆：原作"员"，乃俗字，今改。后同不注。
[3] 甘草：此后脱剂量。前后方甘草用量均为"壹两"，可参。

● 又方

治丈夫妇人，小儿唇青面黄，肚里冷疼，牵引小腹，以至翻胃，换食呕吐，口苦舌干，少寐多寐，脚手不制，远年日近，一切脾胃冷病悉能除愈。有一妇人，年四十余，患十年翻胃，面目黄黑，历三十余人医，不取效。脾腧诸穴，烧灸交遍，其疾愈甚。服此药不五七日间，顿然无事。坚忍服至一月日，遂去其根。自是服之，不三五服，些少脾疾，立便痊平。能全胃气，生肌肉，进饮，食顺荣卫。常服大有补益，屡试屡验。幸毋忽焉。

人参壹两　茯苓贰两　附子柒钱重，炮，去皮、脐，壹两　牡蛎壹两，煅
粉草半两　黄耆壹两，盐炙

右为末。每服三大钱，盐汤点服。忌生冷、油面、黏腻等毒物。无不效者，甚妙。

● 又方有证论

浮椒贰两　茴香贰两　粉草壹两

右三味为末。每服二钱，热汤点服。忌毒如前。

● 化癥圆有证论

治丈夫、妇人、小儿年深日近沉积瘕块，面色青黄，时上怆心，吐水吞酸，舌生白沫。妇人积年月经不调，渐成血气或蛊块，中焦之间覆如杯椀，连年累月，渐至瘦瘠，寒热往来。一切脾胃受寒，久不痊愈之疾，并皆治之。

巴豆伍两，去油膜　蓬莪术叁两，醋煮透　荆三棱叁两，醋煮透为度　丁香皮贰两　木香壹两半　厚朴叁两，制　石菖蒲贰两　良姜壹两半　虻[1]虫壹两半　川牛膝壹两　香附子肆两，炒，去毛　石莲子取肉贰两　薏苡仁壹两使[2]君子叁两，去壳

右为细末，稀面糊为圆如小绿豆大。积年癥瘕成块，第一服，用熟

---

[1] 虻：原作"盲"，据《证类本草·木虻》改。
[2] 使：原作"史"，据《证类本草·使君子》改。下同径改。

水下二十圆。自后每日三圆、五圆，更量虚实加减与之。五日去尽积块。日近脾胃有积者，每服五圆，饭饮吞下，一服取效。妇人血气成块及血瘕，每服二十圆，苏木用酒童子小便各一半煎五七沸，温温空心吞下。自后每日用温酒下三圆，其血块逐旋消，从大、小二便去尽自知。小儿蛔虫，腹痛不能忍，日夜叫唤，百药不救者，橘皮汤下七圆，立效。诸虫皆宜下，常服，白汤或姜汤下三五圆。中酒及酒积大便鲊臭者，白汤旧酒各半，吞下七圆，立效如神。一切噎塞，心下硬痛，皆用枣汤下五圆，不拘时候。

◉ 卫真汤 有证论

治丈夫、妇人元气衰惫，荣卫怯弱，真阳不固，三焦不和，上盛下虚，夜梦鬼交，觉来盗汗，面无精光，唇口干燥，耳内蝉鸣，腰背倦痛，心气虚乏，精神不宁，惊悸健忘，饮食无味，日渐瘦悴。外肾湿痒，夜多小便，腰重冷疼，牵引小腹，足膝缓弱，行步艰难。妇人血海久冷，经候不调，或过期不至，或一月两来，赤白带下，漏分五色，子宫感寒，久不成孕，并皆治之。此药大能生气血，遇夜半子时，肾水旺极之际，偿肾收摄，男子摄血化精，实丹田，填五脏，诸病未萌之前，皆能制治，使不复为梗，是此药也。每服多寡，具列在后。

川当归_{叁两}　人参_{壹两半}　金钗石斛_{伍两}　白茯苓　木香　肉豆蔻　山药_{各叁两}　生干地黄_{贰两半}　熟干地黄_{温水浸，叁两}　丁香_{壹两}　青皮_{壹两，去白}　川牛膝_{贰两，童子小便酒各半浸壹宿}

右为细末。每服三大钱，温酒调下，盐汤亦得，空心、食前一服。妇人诸疾，用童子小便同温旧酒调，空心下。

◉ 丙丁圆 生血养气

生血养气，升降水火，化精补肾。

附子_{壹个玖钱重者，炮}　川乌_{壹个柒钱重者，炮}　当归_{贰两，酒浸洗}　赤芍药_{伍两}　沉香_{伍两}　益智_{半两}

右为细末，浸当归酒煮稀糊为圆如梧桐子大，朱砂末为衣。每二十圆，渐加三十圆，食前空心盐酒、盐汤下。妇人淡醋汤下。

● **又方**有证论

治男子、妇人一切虚冷之疾，活血驻颜，减小便，除盗汗。治妇人久不生产，似带疾而非，时有遗沥，并皆治之。功验不可具述。

苍术切焙　川楝[1]子　茴香　吴茱萸汤浸，洗去烂白者　破故纸　葫芦巴已上各壹两，并炮　川姜　川乌　草乌已上各半两，并炮　山药贰两

右各精细炮制如法，同为细末，醋糊为圆如梧桐子大。每服十五圆，空心温酒、盐汤任下，妇人艾醋汤下，日二服。丈夫四十岁以上者，可常服，耳目永不昏聋，髭须不白。

● **回阳小浴法**

又方：

川乌　沉香　紫梢花　蒺藜　蛇床子酒浸壹宿　兔丝子各等分

右为末，冷热水圆如弹子大。每服一圆，汤三大碗，椒二合，葱二握，用阔口瓶同煎二碗。去却葱椒，安身于瓶口上薰。如入得手，则浴之，冷便止。女人带下赤白者，依此薰之，留取药，得三次温过薰洗，妙。

● **治虚损夜梦**[2]

治后生、丈夫、妇人房事不节，渐至虚损，行步如踏空，夜梦从高坠下，及梦大小诸般水等，并皆治之。常服永无虚病，虽二十岁亦可服。

人参　白茯苓　川牛膝去苗，酒浸壹宿　地骨皮真者　川当归去芦，酒浸壹宿　熟地黄各等分

右为末，炼蜜为圆如梧桐子大。每服三十圆，温酒或盐汤空心下。常服只二十圆，用三五匙干饭压下。服三五日后，每日饱饭后及临卧时，服局中[3]鸡苏圆五十粒，不嚼破，熟水吞下，次又服前药。百病皆去，虽百岁须发不白。此药余自二十岁服之不歇，甚妙。

---

[1] 楝：原作"练"，据《证类本草》卷十四"楝实"改。下同径改。
[2] 治虚损夜梦：原作"又方"，据目录改。
[3] 中：疑为"方"字之误。

● **又方**治下元虚惫

治后生、丈夫酒色过多，下元虚惫，足膝软乏，小便滑数，外肾湿痒。

兔丝子伍两，酒浸，研　石莲肉贰两　白茯苓壹两　山药贰两　茴香贰两　五味子伍两

右为末，稀糊为圆如绿豆大[1]。每服四十圆，温酒或盐汤空心下。如脚气及脚膝无力者，木瓜酒，空心五十圆，晚食前再服，立效。

● **又方**补虚损

补虚损，老少皆可服。一切虚证，并皆用之。

人参　桂去皮不见火　白术　茯苓　黄耆　熟干地黄洗　川芎　甘草　川当归各等分

右各依法事治，为末。每服二大钱，水一盏，生姜三片，枣子二枚，同煎至七分，空心服。

● **又方**治劳嗽

治劳嗽，及虚证，及鼻流清涕，耳作蝉鸣，眼见黑花，一切虚证。丈夫、妇人皆可服，少年服亦不妨。

北五味子贰两　鳖甲厚者，叁两　地骨皮叁两

右为末，炼蜜圆如梧桐子大。空心食前，温酒或盐汤任意服三十五十圆。妇人醋汤下。此方乃曲江人家秘方，余服之大有功效。处方有理者，人皆钦羡，妙甚妙甚。

● **又方**治虚极欲死

补虚损，治劳倦，一切虚极欲垂死者。

甘草叁两　苍术壹斤，米泔浸壹宿，切作片子，用韭白壹斤细切，同盒过壹宿　川椒肆两　草乌半斤，水浸壹宿，切作片子，同盐肆两，盒壹宿，次日炒干

右共为末，用好旧糟六斤，同捣三五十杵令匀，为圆如梧桐子大，

---

[1] 绿豆大：此处原书用了一个很有趣的表达方式，画了一个圆圈表示药丸的大小，此圈约如绿豆大。后同不注。

每服二十三十圆，空心温酒、盐汤任下。妇人淡醋汤下。

● **又方**<small>治胸满气噎</small>

治胸满气噎，下部冷腹疞痛。

半夏<small>捌两</small>　生姜<small>陆两</small>　橘皮<small>肆两</small>　桂<small>贰两</small>　吴茱萸<small>伍两，汤泡洗壹次</small>

右㕮咀。用水十升煮取四升，分五服，冷又再温，空心食前服。余少年时，曾患脐腹疞痛，初不疑其虚，遍服诸家药无获效者。余遂诊之，则觉是虚证，合此药一剂，服未至半剂，顿然痊瘥。

● **又方**<small>治下部冷极</small>

治下部冷极，脐下及小腹痛不可忍者，一服取效。

赤石脂　干姜<small>各拾两</small>

右二味为末，面糊为圆如豌豆大。每服十圆至二十圆，空心饭饮下，日三服。

● **御方二仙散**

治肾气。

蓬莪术<small>壹两</small>　茴香<small>贰两</small>　阿魏<small>叁钱真者</small>

右三味为末。每服一钱，温酒调下。

● **金锁正阳丹**

砒<small>壹两，火煅</small>　巴豆<small>拾个，去油</small>　乌头<small>壹两，炮，去皮、脐</small>　木鳖<small>陆个，去壳</small>　雄黄<small>半两</small>

右已上并为末。用黄蜡、沥青好者各壹两半，黄丹壹两，朱砂壹两半，细研，溶热，入前项药末，乘热圆如鸡头大。每服一圆，常服，空心盐汤下。小肠气痛，炒茴香酒。冷下，木通煎汤下。滑肠脱肛，干姜、艾同煎，酒温下。心气痛，烧钱淬醋下二圆。气块，嚼干柿子下一圆。妇人红脉不行，及产后诸疾，当归酒下。眼多冷泪，盐椒汤下。

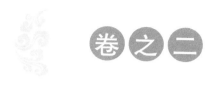

卷之二

治诸积热等疾 方计陆道

● **治诸烦热**[1] 小儿惊痫热病

脚气，毒遍内外，烦热不解，口中生疮，狂走毒厉。及解中诸热药毒，邪热卒黄等。解虫毒，鬼魅，野道热毒。又治小儿惊痫热病。

寒水石　石膏　磁石　滑石已上肆味各叁斤，捣细末，用水壹石，煮至肆斗，去滓，入后药　玄参壹斤，洗，焙，剉　羚羊角伍两　升麻伍两　丁香壹两木香半两　甘草捌两，已上陆味捣为末，入前药汁中，再煮取壹斗伍升，去滓，入下项贰味　朴硝精者叁斤　消石好者贰斤，已上贰味，入前药汁中，微火煎，不住手持柳木篦搅，候有柒捌升许，投在水盆中半日久，欲凝后，却入下项贰味　朱砂叁两，研细　麝香当门子壹两叁钱重，乳细，已上贰味，入前药汁中，拌调令全匀

右当寒之二日，每服一钱匕，或二钱，冷水调下。大人、小儿，仔细加减，食后服。

● **又方** 治积热风

治大人、小儿，五脏积热，烦躁多渴，唇裂喉闭，目赤鼻衄，颔颊结硬，口舌生疮，阳明证伤寒发狂见鬼，谵语，大小便秘，一切风壅，并皆治之。

川大黄　山栀子仁壹两　朴硝贰两　连翘　薄荷贰两　甘草壹两　干葛贰两　赤芍药壹两

右为剉散。每二钱，水一盏，入竹叶七片，蜜三匕，同煎至七分，去滓，食后服。唯阳明证伤寒，空心下。此药《局方》亦载，缘味数

---

[1]治诸烦热：原无，据目录补。

与用药之法，大段不同。予一佺妇，忽患热病欲死，付之一服，立效。后来屡服屡验，伏幸毋忽。

● **又方** 治诸热及淋

白术　荆芥　赤芍药各叁两　大黄　车前子各贰两，生用　木通叁两
甘草贰两　川当归贰两

右为细末。大便秘结，米泔调三钱，空心服。上膈壅热，或生赤丹，或如痈疖，用水二盏，煎三大钱服。小便结如淋状，用芦根打碎，净洗煎汤调下。五心烦热，生姜一片同煎三钱服。此方初求之不得，后费数缗转托求之，至三方始得之，屡服有效。

● **东京金宅龙脑圆** 丈夫吐血，妇人血崩

治胸中郁热，肺热咳嗽，口臭喉腥，脾疸口甘，丈夫吐血，妇人血崩，并皆治之。

龙脑薄荷伍两　真蒲黄壹两　麦门冬去心，贰两　阿胶壹两　甘草壹两
半　人参壹两　川当归去芦，壹两　黄耆壹两半　木通壹两　生干地黄叁两
柴胡好者半两

右为细末，炼蜜圆如梧桐子大。每服二十圆，病上焦，饭后用熟水吞下，微嚼破更好。病下焦，空心服。小儿加减与之。此药大有奇效。不可尽述。

● **又方** 治赤眼口疮疮疹

治男子、女人、小儿胃中客热，口臭牙宣，赤眼口疮，一切疮疹，已发未发，或可服之。

熟地黄　生地黄　天门冬去心　黄芩　枇杷叶去毛　山茵陈　枳壳
金钗石斛　甘草已上各壹两　犀角叁钱重，屑

右为末。每服二钱，水一盏，煎至七分，去滓，食后、临卧温服。小儿一服分作二服，更斟酌与之。此方得某一品之家，其间用犀角一味，甚有道理，百发百中。予族中有一仆，牙宣口臭，牙齿渐至颓落，予与二服，立愈。服之无不效者。《本事方前集》所未载此数方，缘得之不易。今不欲为之已有，不能广利，一切谨附此，与众共之，明医者

必加叹赏。

● **又方** 解暑毒欲死

解一切暑毒欲死者，使服之立苏。

半夏 肆两，醋壹升半，煮尽醋，焙干　甘草 壹两　桂 半两　赤茯苓 贰两
白茯苓 壹两

右为末，用生姜汁作面糊为圆如绿豆大，每服五十圆，热水下。予夏月登途，尝蓄此药于筐箬中，防诸缓急。及仆价门，每日一服，终无伏暑之疾，奇验不一。

治诸风等疾 方计贰拾伍道

● **治八般头风**

草乌尖　细辛 等分　黄丹 少许

右为细末。苇管揞入鼻中，立效。

● **治偏头风** 王荆公方，云禁中秘方

右用好萝卜自然汁一蝉壳，承患人仰卧，右疼注左，左疼注右，或两边皆疼皆注之。虽十年患者，亦效。王荆公患十二年，用之立效。后医数人皆愈。

● **神砂圆** 治脑风

治头痛及脑风。

盐　硫黄 各等分

右为末，水调生面为圆如梧桐子大。每服十五圆，用薄荷茶食前下，荆芥酒亦得。

● **又方** 定头疼

定头疼。

杨梅青　硝石　地龙干 各等分

右为细末，揞鼻立效。上件四方得自至人，累试有验。余乡间有一富室，就余传此方，修合施人。

● **透顶散**治偏正头风、夹脑风[1]

治偏正头风、夹脑风，并一切头风，不问年深日近，克日取效，名透顶散。

细辛长白者叁茎 瓜蒂柒个 丁香叁粒 糯米柒粒 脑子壹豆大 麝香壹黑豆大

右先将脑、麝乳钵内研令极细，却将前四味碾内事治为末。入乳钵内荡起脑麝令匀，用瓦罐子盛之，紧闭罐口。患人随左右搐之一大豆许，量久出冷涎一升许，即安。

● **治去风顺气**[2]

清头风，去风邪，顺真气。

羌活 姜蚕 白蒺藜去尖，各壹两 白附子壹两 甘菊壹分 朱砂壹分 麝香壹分

右为细末。每服一钱，婆荷茶、酒，任意调下。

● **治头疼妇人胎产伤风头紧**[3]

治丈夫、妇人风虚头疼，气虚头疼，妇人胎前产后，伤风头疼，一切头疼，并皆治之。

茵陈伍两 麻黄 石膏煅留性，各贰两

右为末。每服一钱，腊茶调下，食后服。服毕，仰卧霎时。

● **治风屑燥痒**[4]

治风屑极燥痒无时，此乃气虚，风邪侵于皮表而生焉。须此药治之，甚妙。

藜芦根

右一味不拘多少为末。先洗头，须避风最好。候未至十分干时，用药掺定，须用药末入发至皮，方得紧缚之。两日夜，次日全无，亦不燥

---

[1] 透顶散治偏正头风夹脑风：原脱，据目录补。
[2] 治去风顺气：原无，据目录补。
[3] 治头疼妇人胎产伤风头紧：原无，据目录补。
[4] 治风屑燥痒：原无，据目录补。

痒。如尚有些少，可再用一次，立效。

● **又方**治同上

香白芷　零陵香各等分

右为末，如前法用之。候三五日后，篦去再傅，三二次终世不生。

● **荆芥散**治头风[1]

治头风，荆芥散。王太医方。

荆芥　石膏煅留性，等分

右为细末。每服二钱，姜钱三片，葱白三寸和须使，水一盏，同煎至七分，食后服。

● **治偏头风方**

猪牙皂角去皮筋　香白芷　白附子各等分

右为末。每服一钱，腊茶清调下。右疼右侧卧，左疼左侧卧，两边皆疼仰卧，食后服。

● **治急中风**口闭涎上，欲垂死者[2]

口闭涎上，欲垂死者，一服即瘥。

江子[3]贰粒，去皮膜　白矾壹块如大拇指大，末之

右二味于新瓦上煅，令江子焦赤为度。为末，炼蜜丸如鸡头大。每服一圆，用绵裹于患人口中近喉处，良久吐痰，立愈。

● **治头风**太阳穴痛

头晕目旋，太阳穴痛，不思饮食。

藿香　苓苓香　香附子去毛，各壹两

右为末。每服二钱，茶清调下，日三服。

● **治辟岚气**[4]

清头目，辟岚气。

---

[1] 荆芥散治头风：原无，据目录补。
[2] 治急中风口闭涎上，欲垂死者：原无，据目录补。
[3] 江子：在本书卷之五"治诸瘰疬等疾"，作者有自注"乃巴豆也"。
[4] 治辟岚气：原无，据目录补。

苍术_{肆两}　荆芥　甘草_{各壹两}

右三味为细末。每服一大钱，沸汤点，早晨服。凡入烟瘴之地，宜修合随行。余昔入广，合一剂，每日一服，及归不染瘴。而至仆价门亦尝与之，无染瘴疾者。又况能清头目，效验多端。

● **牛黄散**_{治惊退热取涎}

治大人、小儿惊风，退热取涎。

朱砂_{壹钱}　麝香_{壹字}　脑子_{真者半两}　水银_{壹钱}　牛黄_{壹字}　狗黄_{壹字}
雄黄_{半两}　令香_{半两}

右为末。将前四味为末，顿一处，后四味末放一处，临时和匀。每服一字或半钱，薄荷汤入金银箔，同调下。如用取涎，入江子二粒，去油药末二钱，和匀，只可服半字，薄荷茶清调下。量大小虚实，加减与之。用补。

● **玉液膏**_{生津液}

紫苏_{肆两}　板桂_{半两}　甘草_{炙贰两}　白梅肉_{肆两}

右将上三味为末，捣白梅肉为圆如鸡头大。每服含化，三圆。

● **治一切头疼**

防风　川芎_{各半两}　附子_{柒钱重者壹个，炮，去皮、脐}

右为末。每服一字，荆芥薄荷茶调下。

● **治伤寒头风**[1]

伤寒头疼并太阳头疼及一切头风。

川乌_炮　草乌_{各半两}　麻黄_{壹两半}　川芎　防风　羌活_{各壹两}　地龙_{去土}　全蝎_{拾个}　雄黄_{叁钱}

右为末。每服半钱，食后清茶调下。

● **又方**_{治同上}

川芎_{壹两}　细辛_{半两}　香附子_{壹两}　羌活_{壹两}　甘草_{叁钱}　白芷_{贰两}
甘菊_{壹两}　苍术_{壹两，泔浸}　薄荷_{贰两}　荆芥_{廿文}　茵陈_{伍文}

---

[1] 伤寒头风：原无，据目录补。

右为末。每服二钱，茶清调下。妇人产后伤风头疼，用当归末、石膏末同调下。

● 治^[1]头风方

香附子壹斤，炒去毛，赤为度　乌头壹两，炒赤　甘草廿文

右为末，炼蜜圆如弹子大。每服一圆，葱茶嚼下。

● 治缠喉风

白矾末半钱　乌鸡子清

右二味调匀，灌入喉内，立效如神。此方活人不记数，幸毋忽。

● 治中风 手脚不遂

此方甚妙。

穿山甲贰两　川乌头贰两　红海蛤壹两

右为末。每服半两，用生葱自然汁调成膏，厚作饼子，约径寸半阔，左患贴左脚，右患贴右脚，贴在足掌心内，用旧绢片紧札定，于密房中无风处，椅子上坐，用汤一盆，将有药脚浸于汤中，用小心人扶病人，恐汗出即急去了药，出汗遍身，麻木即轻减，渐至无事。此方妙不可言。

● 追命散 治大风有证论[2]

治大风，神效追命散。

川大黄实者　皂角刺各半斤　川郁金伍两

右三味为细末。每服三大钱，用真大风油入无灰酒，温调药末，临睡时服。脏腑转时，只就地上取下虫。如疾多年，其虫色黑。日近者，其虫色赤。隔三两日再服，直候无虫，方是病瘥，即止。其药只服平常风药及诸补药。此药大有奇效。下药切不可许病人知，恐虫藏匿，则病难愈。六十日内，用清斋，戒房色，歇却一切俗念，亦不可嗔怒，常净口念阿弥陀佛及救苦难观世音菩萨，遍数满百万声最好。缘此疾乃业障

---

[1] 治：原无，据目录补。
[2] 追命散治大风有证论：原无，据目录补。

果报，若用药医得病可之后，恐促其寿。故用念佛忏悔，伏幸听信，此言至祝。

● **雄黄救命丹** 治风解毒

雄黄 贰钱重　　川郁金 贰钱重　　巴豆 肆拾粒，出油，研

右为细末，用醋糊为圆如绿豆大。每服三圆至五圆，茶清冷下。治病于后：治缠喉风，走马风，喉闭，卒中仆地，失音，以至牙关紧急，不知人事。每服七圆，热茶下。甚者不过二服，吐涎立苏。有至死者，但心头暖，用铁物拗开口灌之。药到咽喉，无不活者。或吐或泻，些少不妨。或上鬲壅肿，并宜服之。小儿惊风，量大小加减与之。

● **治一切风疾**[1]

风中，及左瘫右痪，口眼㖞邪。

皂角 叁茎，刮去黑皮并子，壹茎酒浸，壹茎烧留性，壹茎炙黄　　薄荷 叁两　　黑牵牛 叁两　　何首乌 拾贰两

右先将皂角为末，入水得其中，熬成膏。却入后三味，捣一二千杵，为圆如梧桐子大。每服二十圆，茶、酒任下。

---

[1] 一切风疾：原在句末，据目录前移。

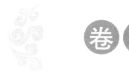

治诸气冷等疾方计贰拾道

治一切气疾撞心冷气

丈夫、妇人撞心冷风，并皆治之。

香附子壹斤，炒去毛　陈皮肆两，去白　甘草壹两，生

右为末。每服二钱，空心盐汤点服。

治妇人血气月脉不调

刺痛，大小腹痛，并血脉不调，走疰疼痛，并皆治之。

川当归　白芍药各贰两　香附子半斤，去毛　山慈姑叁两　熟地黄贰两

甘草壹两

右㕮咀。每服三钱，水一盏，乌梅一个，荆芥少许，同煎至七分，温，空心服。如腹中冷痛不止者，加阿胶二片同煎，立效。

治血气痛[1]妇人、室女

治妇人、室女血气刺痛不可忍，日夜叫唤可怜者，一服见效。

芸薹[2]子　肉桂板桂是也　良姜　没药各等分

右干焙为末。每服二钱，乳香酒调下，热服，不拘时候。

和气散治丈夫妇人气疾

治丈夫、妇人一切气疾，他药不瘥者。

甘草炙，半两　白及壹两　地骨皮壹两　山蜈蚣壹两　藿香半两　白芷壹两　红内消[3]半两　木香半两　山慈姑壹两

---

[1] 治血气痛：原无，据目录补。

[2] 芸薹：原作"雲臺"，据《证类本草》卷二十九"芸薹"改。

[3] 红内消：据明《本草纲目·何首乌》云"即赤何首乌"。明《济世碎金方》谓是茜草。

右焙，为末。每服二大钱，空心盐汤点服。余乡曲有一老医，数世习医，凡妇人气疾，唯凭此药，百发百中，家有十口，只以此药养家。

● 治小肠气

痛不可忍者。

乌药_{捣碎，好旧酒浸壹宿} 高良姜 茴香_{舶上者，叁味各壹两} 青皮_{贰两，去白}

右为末。每服二钱，遇发时，热酒调下。

● 又方_{治同上}

杏仁_{壹两} 葱白_{和根捣，焙干，半两} 舶上茴香_{壹两}

右为末。每服三大钱，空心，温胡桃酒调下。

● 治膀胱气

青矾_{壹两} 白矾_{壹两，各为粗末}

右用小瓦罐子一只，入药于罐内，用麻皮缚紧，盐泥如法坚牢固济。炭五斤煅令通红，尽炭为度。取出，入地穴内去火毒二宿。为末，醋糊为圆如绿豆大。每服十圆，空心盐汤下，或白汤亦好。

● 治疝气

官桂_{半两} 蛇床子_{壹两半} 柴胡 细辛 白芷_{各贰两}

右㕮咀。每服五大钱，水二升，葱白和须二茎，椒五十粒，同煎至七分。于瓶口上薰，令微汗出，再暖通手洗。妇人带下赤白，熏之亦效。_{妇人用可加紫苏壹握。}

● 又方_{治同上}

大蒜_{叁个} 韭菜_{壹握} 鲜菜_{壹握}

右用大砂瓶内，煎令百沸，乘热薰之。候入得手，则洗之。如冷，则再暖。日三次立效。

● 立效散_{治疝气}

川芎 川楝子 青皮 茴香_{舶上者} 桃仁 黑牵牛_{已上各壹两，炒}

右焙干，为细末。每服二钱，无灰酒一盏，煎至八分盏。

● **灸法**治肾气、小肠气

治肾气，外肾肿，小肠气痛，腹内虚鸣。

灸风市穴五七壮，灸气海穴七壮，灸脐左右各去一寸半两穴各七壮。

右予曾患此疾，灸之立效，后来不发，甚妙。

● **治腋气**

夜明砂不拘多少，为末

右用豉汁调涂，立效。

● **又方**治同上

铜青好者，不以多少，米醋调成膏

右先净洗腋下，用轻粉掺过，却使上件膏涂之，立效。

● **又方**

腻粉　明矾煅　红丹

右为细末。临睡时抹，立住。可使半月日，去根。

● **治小肠气方**

枳壳壹两，麸炒，去瓤　舶上茴香壹两

右为末。每服三钱，临发时，空心热酒调下。

● **又方**治同上

木香壹两　天南星半两　良姜半两，与天南星[1]同用麸炒，令赤色

右为末。每服二钱，无灰酒一盏煎叁两沸，空心服。此二方曾医生专修合货卖，供五口。

● **治小肠气痛**

撞腹，面青唇黑欲死者。

木香　茵陈　芫花　甘遂各等分

右件为末。每服二钱，水一盏，煎至七分，去滓，温服。服此药后，应犯甘草药，皆不得吃，恐与甘遂相反故也。其药甚妙，缘处方有

---

[1]星：原脱，据前文补。

理，屡有效验。

● **又方**

川楝子　茴香　川乌炮　破故纸各等分，各炒令黄色

右焙干为末，酒糊为圆如梧桐子大。每服二十圆，盐汤、温酒任下。忌生冷、动气、一切毒物。

● **治远年小肠气**

众医不瘥者。

硫黄　舶上茴香炒令黄，不可犯钢铁器，各等分

右为末。每服五钱，用热酒调，空心温服。永除根本。

● **金莲散**治膀胱气

巴豆壹百粒　川楝子贰拾肆个，汤浸，去薄皮，切作片子

右二味，用麸二升同炒，令黄赤。去麸与巴豆不用，只将川楝子一味为末。每服三钱，温酒调，空心下。余阅古今一切名方，无如此方奇特有效。

治诸腰痛等疾[1]方计柒[2]道

● **治腰疼痛**

用转下脓水。

黑牵牛炒　白术各壹分　桑白皮壹两　木通半两

右为细末。每服三钱，茶清调下，四更时服。转了[3]，粥补。

● **又方**治久患腰疼

石甜瓜壹两　附子炮了，半两　冬瓜皮　冬瓜子各半两　鸡心槟榔　木香　乌药各半两

---

[1] 疾：原作"患"，据目录改。
[2] 柒：原作"壹拾捌"，据目录改。
[3] 转了：指服此药之后，出现泻下脓水的效果。

右为细末。每服一大钱，温酒调下，临睡服。此日只午后申时[1]先吃了晚饭，申时向后不得吃食，专候临卧时服药。

● **牛膝圆**治腰脚筋骨疼软[2]

治腰脚筋骨疼软无力，酒浸牛膝圆。

牛膝叁两，炙黄　川椒半两　附子壹个拾钱重者，炮，去皮、脐　虎脚䯒骨真者半两，醋炙黄

右㕮咀，用生绢作袋子袋取，缝结其袋口。用无灰酒一斗，春秋浸十四日，夏浸七日，冬浸十日。每日空心饮一大盏。候饮尽酒后，出药为末，醋糊为丸。每服二十元，空心温酒、盐汤任下。忌动风等物。

● **治五般腰疼**

巴豆伍个，每个用湿纸裹煨令熟，去壳取肉，去油，只使半出油，半微去油　五灵脂半两，火上略炮　黑牵牛瓦上炒　白牵牛同上炒，各叁钱重　狗脊半两　草薢三钱重　没药三十文　胡桃两个，取肉，研为膏

右件为末，将前胡桃膏入醋，糊为圆如梧桐子大。每服十五圆。风腰疼，豆淋无灰酒下。气腰疼，煨葱白酒下。败精腰痛，茴香酒下。失血腰疼，当归酒下。打扑腰疼，苏木酒下。

● **又方**治五种腰疼

狗脊　草薢　菟丝子各贰两，酒浸，焙干，别研

右为细末，炼蜜圆如绿豆大。每服三十圆，用草薢二两浸酒，三日取酒服药，空心食前服。

● **又方**治遍身皆痛

治遍身皆痛如劳证者，伤寒身体疼者不可服，但少年虚损冷惫，老人诸疾并皆治之。

黄耆　人参　甘草　附子炮　羌活　木香　知母　芍药　川芎　前胡　枳壳　桔梗　白术　当归　茯苓　半夏制，已上各半两　柴胡　鳖甲

---

[1] 午后申时：指 15 至 17 点钟。

[2] 牛膝圆治腰脚筋骨疼软：原无，据目录补。

各壹两　桂心　酸枣仁各叁分　杏仁半两，炒

右为末。每服二钱，水二盏，姜钱三片，枣子三枚，乌梅三个，葱白三寸，同煎至七分，空心温服。

● **异功散**治妇人血冷气痛，寒热往来

治妇人血冷气痛，心胸烦闷，不思饮食，四肢无力，头目昏疼，寒热往来，状似劳倦，并皆治之。

牡丹　芍药　白芷　干姜已上各叁钱　当归　玄胡索　陈皮　官桂乌药　川芎　苦梗已上各半两

右生为末。每服二钱，生姜三片，酒水各半盏，煎至七分，温服。初生时宜服此药，每日三服。七日后，渐减服数，至十日满，永无疾病。服后些小腹痛，不妨事，勿嘈囃[1]。

治诸脾胃等疾方计壹拾捌道[2]

● **丁香汤**开胃进食

丁香四拾玖粒　藿香半两　巴豆贰拾粒，去壳取肉　粟米壹合

右先将粟米、巴豆肉同炒，令赤色。去巴豆不用，只使粟米，与丁香、藿香同研为末。每服二钱，米饮调下。

● **大黄汤**治冷涎翻胃

其候欲发时，先流冷涎，次则吐食。此乃劳证，治之不早，死在旦夕。

大黄壹两，生姜自然汁半茶盏炙大黄，令干[3]。又淬姜汁中，如此淬尽，切，焙，为末

右每服二钱，陈米一撮，葱白二茎，水一大盏，煎至七分。先食葱白，次服其药，不十日去根。

---

[1]　囃：zá，多话。
[2]　方计壹拾捌道：原脱，据目录补。
[3]　干：原脱，据文义补。

● **又方**治翻胃吐食

白矾贰两　黄丹壹两

右二味为末，入瓦罐子内煅，令如蒸饼虚空。取出，以净纸承，顿地上，盆盖一宿，出火毒。再为末，用蒸饼为圆如绿豆大。每服三五圆至七圆，空心温酒下。更量老少虚实与之。

● **又方**治宿食不化，腹痛咳嗽

治宿食不化，呕吐酸水，胸膈痞闷，冷气腹痛，肺寒咳嗽，并皆治之。

陈皮肆两　生姜壹两半，洗　甘草壹两，炙

右㕮咀，炒令黄赤色，焙干，研为末。每服二大钱，盐汤点服。

● **又方**治同上

乌梅贰个，取肉　缩砂叁粒，取仁　巴豆肆粒　胡椒贰拾肆粒　丁香拾肆粒

右为细末，研，饭为圆如绿豆大。每服七圆，橘皮汤下。

● **治脾疼**不问新久

高良姜　红芍药各等分

右为末。每服三钱，水一盏，煎五七沸，食后服。

● **治翻胃吐食方**远年日近[1]

治丈夫、妇人、老少，远年日近，翻胃吐食方。

五灵脂

右一味不拘多少，为细末，用黄犬胆汁为圆如龙眼大。每服一圆，好酒半盏顿汤，瓶头温磨开服，不止再服，不过三服，即效。

● **又方**酒食内伤渐成翻胃

治胸膈不快，酒食所伤，渐成翻胃令干呕。

丁香　巴豆　乌梅各贰拾个好完全者

右三味，皆不去油壳，并核捣三五千杵，成膏。入早米饮壹两，同

---

[1] 治翻胃吐食方远年日近：原无，据目录补。

捣又二千杵，令极匀细，众手圆如绿豆大。慢火焙干，净纸承，顿地上出火毒。每服五圆或七圆，茶、酒、熟水任下。如呕吐酸水，心腹气痛膨胀者，橘皮甘草汤下。

● **治伤积**心腹气膨溏泄

有滞食，呕酸饐[1]气，心腹气膨，小腹不仁，或时溏泄。

高良姜　陈皮去白　莪术醋煮　乌梅　生姜　甘草　干姜已上各等分

右用好红椒叁拾粒，去子，同研为细末。每服二钱，水一盏，姜三片，煎至七分，温服。

● **治心气刺痛**[2]

丈夫、妇人心气刺痛不可忍者。

头发烧灰存性，为末　丁香柒粒

右为末。酒一盏，煎十数沸，温服，立效。

● **治恶心翻胃**

厚朴姜汁浸，炙　苍术泔浸，切，焙　橘皮去白　甘草各叁两

右为细末。每服一大钱，空心盐汤点服。

● **治**[3]**脾疼药方**东京王先生传

江子半两，新瓦器中炒令黄色　杏仁半两，次下，炒令黄色　牵牛半两，次下，炒令黄色　橘皮壹两，去白，次下，炒令黄色

右件并为末，用醋糊为圆如绿豆大。每服十圆，生姜汤下。妇人血气，醋汤下。产后气痛，艾汤下五圆。丈夫酒食所伤，随物下。小儿惊热，饭汤下。疳积，饭饮下。蛔虫腹痛，使君子七枚为末，荡汤下。

● **治脾疼冷气**[4]

脾疼不可忍及疗冷气疼。

陈茱萸贰两　浮椒壹两　蚌粉壹两，炒赤色

---

[1] 饐：yì，腐败发臭。
[2] 心气刺痛：原无，据目录补。
[3] 治：原无，据目录补。
[4] 脾疼冷气：原无，据目录补。

右件为末，醋糊为圆如梧桐子大。每服五圆，用温酒、盐汤任下，遇发时服。甚者不过二三服，立有功效。

● 治脾积气痛妇人诸般气痛

香附子_{五两，炒去毛赤色止} 莪术_{醋煮} 甘草_{各贰两}

右事治令净，研为细末。每服二钱，入盐少许，百沸汤点，空心热服。

● 又方_{治同上}

良姜_{肆两} 甘草_{壹两} 桂花_{半两}

右为末。每服一大钱，入盐沸汤，点服。

● 治脾疼神效方

荔枝核

右一味，不拘多少，为末。每服二钱，热醋汤调下。

● 宫方七香圆

丁香 檀香 丁香皮 木香 陈皮_{去白} 甘松 三棱 莪术_{并醋煮} 缩砂 白豆蔻_{已上各半两} 香附子_{肆两，炒去毛}

右为末，用油饼汤泡和药为圆如绿豆大。每服二十圆，细嚼，生姜汤下。

● 兼酒食伤

不醒，兼有酒食伤。

巴豆_{壹粒} 乌梅_{贰个} 丁香_{叁粒} 胡椒_{伍粒}

右同捣，为细末，入饭同杵二三千下，为圆如绿大。每服五圆七圆，细嚼，丁香汤下。小儿一圆与服。

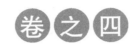

治口舌牙齿诸疾[1]方计壹拾玖道

● **治膈热**[2] 口舌生疮

上膈热极，口舌生疮。

腻粉壹匕　杏仁柒粒，不去皮尖

右二味，临睡时细嚼，令涎出，则吐之，用温汤漱口。未全，可又合用。

● **又方** 治同上

胆矾壹块子

右用百沸汤泡开，含漱一夕，可瘥八分。

● **又方**

五倍子不拘多少

右为末，糁在口疮上，后用茶清灌漱，立止。

● **治**[3]**口舌生疮**

甘草五文　白矾拾文

右为末，含化。咽喉痛亦治之。

● **治满口生疮**

此因虚壅上攻，口舌生疮。

草乌壹个　南星壹个　生姜壹块

右焙干，为末。每服二钱，临睡时，用醋调掩子，贴手心脚心，来

---

[1] 治口舌牙齿诸疾：原作"治诸口舌牙齿等患"，据目录改。
[2] 膈热：原无，据目录补。
[3] 治：原无，据目录补。

日便效。

● 治口鼻生疮

右好生姜一块，临睡时细嚼含，睡不得开口出气，眠着不妨，睡觉咽下。

● 治一切牙疼

川升麻　当归　川郁[1]金　细辛各等分　毕拨　白芷　荆芥已上比前药三分之二，各等分

右七味为细末。用瓦合子贮之，紧闭合口。每用少许，揩在患牙痛处，温荆芥汤灌漱。立效，甚者只二次。

● 取牙疼令落

不犯手脚。

草乌拾伍文　毕拨拾伍文　川椒卅文　细辛卅文

右为细末。每用少许，揩在患牙里外。不过三五次揩，其牙自落。

● 又方定牙疼[2]

右用三脚牙不拘多少，盐泥固济，火煅通红，出火毒，次碾为末。每用些小，顿蛀牙孔内，立效。临用药时，入乳香末少许，令匀同用。若先将乳香交和之后，恐过却药性，其效较缓，是故临用和匀。

● 治牙疼

雄黄　没药等分　乳香少许

右为末。若左边牙疼，用药搐左鼻孔，次将药吹入左耳。右边牙疼，则搐右鼻孔及吹入右耳。无不效验。

● 治牙齿动摇及乌髭

髭须黄赤，一服髭乌牙牢，妙。

生姜半斤　生地黄一斤，各洗令净，研取自然汁，滓留取

右不蚛皂角十茎，括去黑皮并筋，将前药汁蘸皂角，慢火炙令黄，用药汁尽为度。并前药滓同入瓷罐内，用火煅留性，为末。牙齿动摇，

---

[1] 郁：原作"乙"，据《普济方》卷六十五"归荆散"改。
[2] 疼：原作"痛"，据上下文及目录改。

用药揩牙龈上。髭黄，用铁器盛药末三钱，汤调，过二日，将药汁蘸须，临睡时用，次早已黑。三夜三次用之，其黑如漆，妙甚妙甚。此方乃得自阎知府宅，贵宦常用，屡有效验。

● 治牙疼

鹤虱　细辛　白芷　甘松[1]各等分

右件为末。每用少许，揩痛处。如有蛀孔，用饭圆药末，塞入孔中。立效。

● 取蛀牙法[2]

鹏砂成块壹钱匕　硇砂三钱匕　朱砂壹钱　信砒二钱匕，色黄白有光者，已上各为末　附子尖拾肆个　川乌尖柒个　蟾酥柒个，已上同为末

右和匀，五月五日合者佳。点药于牙根上，良久，用手指揩下，次用后傅药。

防风伍文　荆芥伍文　同乳香拾伍文

右为末，揩牙落处，并用些子塞牙落孔子。此三方，余见一道人货药取牙，一日常货叁两贯钱。余厚赂之，始传得，妙。

● 治蛀牙疼

右川乌大者壹个，旧糟内藏着，候一月日透内后出，切，焙干。入细辛同为末，揩痛处，效。

● 又方治同上

川乌　草乌各壹个　白附子半两　附子脐尖叁柒个　朱砂少许，别研

右为末，和匀。每服二钱，酒水各半盏，同煎至七分，候冷服。临卧时不得再吃热物。

● 治一切牙疼齲龈出血、崩落，口臭

风齲热龈，常出鲜血，渐至崩落，口臭不可近人者，并皆治之。

大黄米泔浸令软　生地黄大者，薄切

---

[1] 甘松：原作"甘茄"。《医学纲目》卷二十九引作"干茄"，《普济方》卷六十五"治牙疼"引作"甘松"。据《圣济总录》卷一二〇"甘松散"治风龋虫蚀，甘松义长，从改。

[2] 法：此前原有"本分"二字，据目录删。

右二味，旋切各用一片二片，合定，贴所患牙上，一夜即愈。未全，可则再如前法再用。忌说话，恐引风，要津液清痛处。

● 治牙疳

川乌　阿魏　朱砂各等分

右将阿魏醋浸，入蒸饼搜作团子，切片，焙干。同三味为末，付^[1]牙龈上，不可漱口，良久，或咽下去亦不妨。药消尽又使，其效如神。

● 治牙疼

土狗^[2]壹个

右一味，用旧糟裹定，次将纸裹，慢火内煨令焦。去糟，只将土狗为末，付牙疼处，立效。

● 治牙崩

信砒　红丹

右先将砒霜顿在铁香匙上，却以红丹盖定，文武火上煅令烟尽为度，研为细末。先用枳壳荆芥汤灌漱吐去，将前药末揩牙上，不可吞。直候涎多吐下，又须用前汤灌漱，立效。

治诸眼目等疾^[3]方计贰拾玖道

● 治诸眼患生翳膜遮障

因热病后，毒气攻眼，生翳膜遮障，服此药后，逐旋消退，不犯针刀。

青葙子　防风　枳壳已上各壹两　茺蔚子　细辛各半两　枸杞　泽泻　生干地黄　石决明各壹两半　黄连半两　车前子　麦门冬去心，各贰两　川当归贰两

右各如法修事，焙干，为末，炼蜜圆如梧桐子大。每服三十圆，饭

---

[1] 付：疑作"傅"，通"敷"，后同。
[2] 土狗：据《本草纲目·蝼蛄》，此乃蝼蛄别名。
[3] 疾：原作"患"，据目录改。

饮吞下。忌一切毒物。

● **又方**治臟毒热壅，眼赤肿，生翳

治因五脏毒热壅盛，气攻两眼，赤肿疼痛，或生翳膜，怕日羞明，迎风滴泪，并皆治之。

黄芩肆两　大黄　石膏　羌活各壹两　蛇退壹条

右为剉散。每服半两，朴硝少许，通草贰寸，水一大碗，同煎至六分，临睡温服。泻一两行不妨，次将温粥补。自后每服只三钱重，不用朴硝水煎服。忌热物，及不得啼哭使怒。

● **又方**治同上

防风壹两　白蒺藜壹两　羌活壹两半　甘菊叁两

右为细末。每服二钱，盐少许，百沸汤点，食后服。

● **又方**治肾经虚冷，眼昏暗赤痒

治肾经虚冷，水候不升，不能上荫肝木，致令眼目昏暗，或赤肿痛痒，须用此药方能治。

川芎　荆芥　天麻　川乌炮　乌药　羌活　黑牵牛炒　川当归　金钗石斛已上各等分

右为细末，炼蜜圆如豆大，朱砂为衣。每服一圆，薄荷茶嚼下。

● **针头圆**治诸般赤眼

治丈夫、妇人、室女、小儿诸般赤眼。

川乌尖七个怀干　白僵蚕柒个　鹏砂拾文

右为末，用猪胆取汁调药，不令稀，用成软块，摊在碗内。荆芥、艾各壹两，皂角小者壹茎，烧烟，将药碗高覆薰之。常将药膏搅转。又摊又薰。皂角、荆芥、艾尽为度。再搜成块，油单裹定，入地中出火毒。冬天两日，夏天一日夜，春秋一夜，取出。圆如针头大，每服一圆，点入眼中，妙。

● **穿针散**治眼疾

木贼半两，去黑不要尘者　香附子去毛　细辛净洗，日干　菊花去梗蒂　羌活各半两

右为细末。每服二钱，用好茶少许，同点，食后服。

● **治青盲雀眼法**

右令患人，至黄昏时寻雀儿宿处，惊令飞起，即念咒。

咒曰：紫公紫公，我还汝盲，汝还我明。如此三日，自可。此法虽传得后，不曾试，尚恐有妄。

● **治**[1]**眼生翳膜**及内外障

乌贼鱼骨一名海螵蛸，不拘多少，为末　生龙脑少许

右二味，碾令极细。铜箸点，热汤洗。铜箸三五次点，立效。

● **又方**治眼目赤肿

或痒或痛，上膈壅热而成。

大黄　苦葶苈各壹两

右焙干为末，炼蜜圆如龙眼核大。每服一圆至二圆，用山栀子仁汤嚼下。量大小加减与之。

● **又方**解热眼

大黄　甘草　当归川者　赤芍药各壹两

右为细末。每服二钱，汤调下，食后服。或以一钱末，汤泡洗，尤妙。

● **治目昏多眵黏**[2]

暑月或行路，目昏涩多眵黏者。

生龙脑薄荷五七叶，净洗，手揉烂

右用生绢挼[3]汁，滴入眼中，妙。

● **治眼洗肝散**此与《局方》不同

大黄肆钱重　甘草伍钱重　黄芩　芍药赤者　甘松各叁钱重　干葛　川当归　熟地黄　山栀子仁各半两

右为细末。每服二大钱，第二次米泔调下。甚者三钱。

---

[1] 治：原无，据目录补。
[2] 目昏多眵黏：原无，据目录补。
[3] 挼：原作"烈"，不通。《普济方》《医学纲目》均引作"挼"，义长，从改。

● **洗肝散** 治风痛眼

黄芩　甘草炙，各半两　菊花　人参各壹两

右为细末。每服一钱，熟水调下，各用忌毒。

● **治久患翳膜** 及内外障眼[1]

治壅毒风热翳膜，并内外障眼。

真宣连去毛　黄柏小者，去种皮　秦皮去粗皮

右三味等分，为末。每服一钱，水一盏，煎五七沸，用夹绢滤去
滓。承热汤洗，候药冷，便住。再暖，又洗。滓又并煎洗。

● **治气毒热眼**[2]

赤肿热痛。

好宣连半两　生龙脑自然汁半盏

右二味，煎取一盏，点洗之。饱食后，服一呷。须用人实壮可服，
虚薄者不可服。

● **洗眼明睛散**

马牙硝拣净壹两　青矾少许

右二味，研匀，用水调，文武火煎干，出火毒一宿。次用蔓荆子、
防风二味为极细末，各三钱。重入前二味，同拌匀，每服一字。用百沸
汤泡洗。

● **治风毒眼患**

何首乌　荆芥　甘草各等分

右为细末，用砂糖为圆如弹子大。每服一圆，食后，薄荷茶嚼下。

● **治眼赤肿痛**[3]

暴赤，涩肿，疼痛。

木贼半两大者，去节　细辛半两，净洗　草乌壹两，去尖　龙胆草半两，
去根

---

[1] 治久患翳膜及内外障眼：原无，据目录补。
[2] 热眼：热，原无；眼，原在句末，据目录改移。
[3] 赤肿痛：原无，据目录补。

右为剉散。每服三大钱，水一大盏，黑豆半合，煎至一两沸，入砂糖一块如大弹大，煎至八分，去滓，食后温服。应诸眼患并用。忌毒、煎煿、油面、鲊酱、热物，及不得嗔怒、房色等事，则使易获痊安。

● 治赤肿眼

右以白姜末，水调，帖脚掌心。又以土朱，蜜调，睡帖眼上。

● 又方 治睛疼

治睛疼难忍者。

川当归　防风　细辛　薄荷各等分

右为细末。每服二钱，麦门冬熟水调下，食后、日午、夜卧各一服。

● 又方 治同上

白芷　赤芍药　细辛　防风各等分

右为末。每服三钱，水一盏，砂糖贰钱重，同煎七分，去滓温服，不拘时候。

● 治久年眼

生黑花不可者。

椒目壹两，炒　苍术贰两，炒

右件为末，醋糊为圆如梧桐子大。每服二十圆，醋茶送下，不过十日取效。

● 点眼水膏

鹅梨壹个　鹰爪黄连半两，洗净去毛

右用砂瓶一只，先入梨，次入黄连末。候初冬第一次下雪时，取雪满铺入砂瓶内，油单封口，入地五寸深。候立春日，交春时候过了，取出，点眼或温过洗，妙。

● 点眼膏子 治眼目诸疾

羊胆壹个

右一味，入蜜一钱在胆内，线札定。甘埚内满入水煮熟，冷水内浸，取出候干，顿入角罐内，竹箸点眼四角，立效。

● 照水丹

神验点翳药。

朱砂半两　　海螵蛸壹钱

右二味，乳钵内细碾，水飞过，澄取。又用黄蜡少许溶，旋入药。待要用时，就火旋圆如萝卜子大，临睡时用一圆，点入眼角，紧合眼睡着。次日，用温汤洗下，未全退者，更用一服，极妙。用此药后，或更以所吃药与之，尤妙。明医者自能斟酌，但眼患比他疾不同。

● 治男子妇人血灌瞳人及睛疼

生干地黄　　大黄各贰两　　朴硝壹两　　没药半两

右为细末。每服一钱，熟水调下。

● 治倒睫烂弦[1]

蜜壹两　　虢丹五钱重

右二味，慢火熬成膏。入轻粉伍文，令熬黑色。逐时汤泡洗。

● 二霜膏点冷泪眼

南鹏砂壹钱　　蕤仁拾肆四粒，出油　　姜霜末半钱　　脑子少许

右乳为细末，用糖半两，研匀为膏。铜箸点之，立效。

● 菊睛圆治诸般眼患

甘菊花贰两　　川芎壹两　　甘草壹两　　天门冬去心，蒸，肆两

右为细末，炼蜜为圆如绿豆大。每服十五圆至二十圆，熟水吞下，日三服。余寓衡阳日，有一妇人患眼十年，余与此药，十服瘥。

---

[1] 弦：原作"眩"，据目录改。

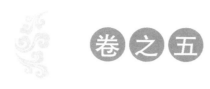

治诸喘嗽等疾[1] 方计壹拾柒道

● 治年日远近喘嗽

皂角 不蛀者，三大茎

右一味，刮去黑皮，刀切开，去子。每子仓内入巴豆肉一粒，合就，麻皮缚定。用生姜自然汁和蜜涂令周匝，慢火炙，又涂又炙，以焦黄为度。擘开，去巴豆不用。以好明矾壹两枯过，草麻柒个，姜汁和蜜涂炙。前三味为末。却以杏仁贰两去皮尖，研成膏。却与前药和匀，每服一钱，用柿子干炙过，候冷，点药细嚼，临睡服。忌热毒、鱼鲊、鲑鲞、油面、酒、米醋、煎煿、热毒等物。

● 治十六般哮嗽 有证论

黄明胶 贰两，剉，炙　马兜铃　甘草 炙　半夏 姜汁浸叁日　杏仁 去皮尖，已上各壹两　人参半两

右为末。每服一大钱，水一盏，随病有汤使，煎至七分，临睡、食后服。汤使于后：心嗽，面赤或汗流，加干葛煎服；早吃晚饭。肝嗽，眼中泪出，入乌梅一个，糯米十四粒煎；脾嗽，不思饮食，或一两时恶心，入生姜三片煎；胃嗽，吐逆，吐酸水，入蚌粉煎；胆嗽，令人不睡，用药半钱，茶清调下；肺嗽，上喘气急，入桑白皮煎；膈嗽，咳出痰如圆块，生姜自然汁调药咽下；劳嗽，入秦艽末同煎；冷嗽，天晓嗽甚，葱白三寸同煎；血嗽，连顿不住，当归末、枣子同煎；暴嗽，涕唾稠黄，入乌梅、生姜煎；产嗽，背甲疼痛，甘草三寸黄蜡少许煎；气

---

[1] 治诸般喘嗽疾：原作"治喘嗽等患"，据目录改。

嗽，肚痛胀满，入青皮去白同煎；热嗽，夜甚，蜜一匕，葱白同煎；哮嗽，声如移锯，入半夏二个同煎；肾嗽，时复三两声，入黄耆、白饴糖煎。上件十六般嗽疾，依法煎服，无不效验。此方乃都下一家，专货此药，活十余口。余因中官厚赂钱物，方始传得，屡试有验。

● 治远近哮嗽妙方

砒壹钱　面壹钱　海螵蛸壹钱

右三味为末，水调作饼子，慢火炙黄，再研令细。每服一字，用井花水调一大呷，空心服。良久吐出为度。小儿加减与之。忌食毒物。

● 治鱼哮

古老钱七个　白梅肉七个

右水一大盏，浸两宿。每服一茶脚许，空心服，良久，吐出恶物。

● 川芎圆 治膈上有痰

川芎贰两，细剉，慢火熬熟　川大黄贰两，蒸令极熟

右件焙干，为末。用不蛀皂角五七挺，温水揉尽，绢滤去滓，瓦器中熬成膏。和前二味，为圆如绿豆大。每服十五圆，生姜汤下，小儿三圆。

● 补肺法

地黄贰斤，生，净洗　生姜四两　杏仁[1]　蜜四两

右捣如泥，瓦合盛，饭上蒸五七度。每日五更挑三匙，咽下。

● 治气喘咳嗽

大黄半两　葶苈子壹两，净洗，瓦上炒

右为末，炼蜜圆如梧桐子大。每服五七圆，用桑白皮汤下。

● 又方 治同上

草乌五钱重　麻黄叁钱重

右为末。每服三大钱，萝卜一个同煮令熟，只吃萝卜，妙。

● 又方

天南星二个大者　蚌粉　甘草等分

---

[1] 杏仁：原书无剂量。

右为细末。每服一钱，水一盏，姜三片，煎至七分，临卧温服。

◎ 治暴嗽

白矾_{壹两，细研}　砒霜_{壹钱}

右为细末。砒霜安放茶盏底，却将矾末铺盖，火煅为末。乌梅肉圆如绿豆大，朱砂为衣。每服二圆，紫苏汤下。

◎ 治久近喘嗽

蝉退_{壹两，去头足}　五灵脂_{半两，生}　砒_{半两，生用}　雄黄_生　杏仁_{去皮尖，各半两}　轻粉_{壹两}　淡豆豉_{四十九粒}　马兜铃_{壹两，生}

右件除出轻粉，研为末。用生姜、荸荠自然汁合粉药，圆如绿豆大。每服一圆，临卧细嚼，生姜汤送下。忌毒。

◎ 定喘

天南星　半夏　青皮_{等分，炒令黄}　白矾_{煅，同前等分}

右为末。每服一钱，好北枣去核，入药在内，细嚼咽下。

◎ 治诸般嗽

瓜蒌_{壹个，和皮子使}　甘草_{拾文}　滑石_{拾文}　蚌粉_{黑色者伍文}　葛_{拾文}　山药_{贰两}　桂花_{拾文}　桂皮_{拾文}　苦参_{伍文}

右为末。每服贰钱，姜五片，枣子三枚，水一大盏，入蜜同煎至八分，服。

◎ 治劳嗽

青黛_{叁钱}　辰砂_{壹分}　雌黄　雄黄　白矾　信砒_{各壹钱，并生用}

右并为末。淡豆豉壹百粒，汤浸去壳，研如膏。入前六味，圆如梧桐子大。每服一粒，临睡，冷茶清下。

◎ 化痰涎方

明矾_{壹两，枯过}　白僵蚕_{半两，去头脚丝}

右为末，研生薄荷令烂，和圆如绿豆大。每服二十圆，薄荷汤下，日三服。

◎ 治嗽

不蛀皂角_{去黑皮}　干姜_{汤洗}　板桂_{去粗皮，各半斤}

右为末，炼蜜为圆如梧桐子大。每服十五圆，姜汤临睡时服。

● **治诸般嗽疾**

天南星　半夏各壹两，各使姜汁浸壹宿　白矾枯　猪牙皂角去黑皮并子

杏仁去皮尖麸炒黄　青黛各半两　焰硝三钱　巴豆贰拾壹粒，去壳生用

右一处为末，姜糊圆如绿豆大。每服七圆，临卧姜汤下小儿五圆。

治诸瘰疬等疾[1]方计柒道

● **治诸疬疾**

朱砂　砒霜　硇砂　马牙消各等分

右乳钵内研细。面糊搜如香附子状，相疮口大小作之，尽送入疮口。若肿时，用薄荷研细涂之。待收口了，却将大柏皮并白丁香，并为末，尽入孔中。如边不干，却用江子乃巴豆也。去壳，不拘多少。右用麻油煎令赤，去火气，后去巴豆，入蜡合如膏。看疮口大小涂之，及将白及末水调，涂疮上，立效。

● **又方**治同上

密陀僧拾文　青矾伍文

右二味为末，干糁。更用面糊搜药作奄贴之。候疮干，更上药三五次。然后，用白及、黄柏皮二味，水调作奄贴之。无不效者。

● **治鼠疬瘰疬**

刺猬皮瓦上烧

右一味，研为末，入水银粉，干傅。

● **又方**治同上

田螺壳烧灰留性

右一味为末，傅之，妙。

---

[1] 疾：原作"患"，据目录改。

● 又方

黄荆子_{又名蔓荆子}　乳香　甘草_{各等分}

右为末。每服一钱，热汤调，食后良久服。

● 又方

土附子_{壹个，洗}　盐_{叁升}　小便_{伍升}

右三味，同浸半月日，取出。将附子黑皮阴干为末，用黑豆烂煮，研为膏，圆附子末如梧桐子大。每服七圆，温酒早晚下二服。

● 治漏疬

蛇菰子_{不拘多少}

右一味，瓦上燥干，为末。用纸捻搭入疮内，立效。

治诸鼻耳等疾^[1]方计壹拾贰道

● 取鼻痔

巴豆_{拾贰个，去壳}　阳起石_{壹钱}　石莲心_{叁拾个}

右为末。每用半字许，搐入鼻内，又用绵块子蘸药，塞入鼻中。其痔内化，烂出了。

● 又方

蝎稍_{壹钱}　巴豆_{伍粒，去油}　丁香_{伍粒}　白丁香_{柒粒尖者}

右为细末。用螺青一字和匀，用内消膏药溶开，入上件药，搜圆如龙眼核大。用一圆安鼻内。

● 又方

苦丁香_{乃瓜蒂，拾肆个}　赤小豆　丁香_{各拾肆个}

右慢火焙干，为末，入脑子少许。口内先含水，次将小竹管吹药入鼻中，半盏茶末，多入尽为度。候头疼时，取下。

---

[1] 病：原作"患"，据目录及上下文义改。

● **消鼻痔方**

瓜蒂肆钱，炒　甘遂肆钱　白矾半钱，枯　螺青半钱，炒　草乌尖半钱，炒

右为末。用真麻油搜，令硬得些子，不可烂，旋圆如鼻孔大。用药入鼻内，令达痔肉上。其痔化为水，肉皆烂下。每日一次，妙不可言。

● **治耳聋**

鼠胆贰个

右一味，滴入耳中。三次使，立效。

● **又方**

海螵蛸

右一味为末，吹入耳中。数日瘥。

● **治耳出脓水不止**俗呼油耳

白矾烧灰

右一味为末，吹入耳中。三次，立效。

● **治虫虱入耳**[1]

诸虫及虱等入耳。

白胶香

右一味，烧烟薰耳中，令知。耳孔内暖，虫自出。妙。

● **治蜒蚰入耳**

半夏生

右一味为末。麻油调，涂耳门外，虫闻香自出。

● **治飞虫入耳**

右用好酸米醋一味，滴入耳内，虫必出，不出即死。曾有一人，被焦虫入耳，其虫口硬如铁，但身软。用此药滴之，立死而出。

● **治酒查鼻**及妇人鼻上生黑刺者

生硫黄拾文　轻粉拾文　杏仁伍文

---

[1] 虫虱入耳：原无，据目录补。

右为末，用饼药调[1]。临卧时涂，早则洗去。

● 治鼻不闻香臭

多年者亦治。

生葱一味

右将葱分作三段。早用葱白，午用葱管中截，晚换葱管末梢一截，塞入鼻中，令透里方得。不二三日用之，便闻香。

---

[1] 药调：疑为"调药"互误。

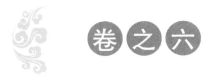

治诸痈疽等疾[1] 方计肆道

● **化毒方** 有证论极详

治一切痈疽疮疖，未成者速散，已成者速溃。败脓自出，无假手挤；恶肉自去，不犯针刀。服药后，疼痛顿减，此其常用者效也。此方得自于都下异人，时有苦背疡者，七十余头，诸药试遍，不获痊效，众医环立如堵。出是方示之，相目而笑，曰是岂痈背所用药耶？固谓之曰：古人用方，自有意义。观其所用，药性平和，纵未能已疾，必不能坏病。服之何害？乃治此方药与之。以热酒一升许，下药五六钱，少顷顿减七分。数服后，疮大溃，脓血流迸，若有物自内托出。服之半月，疮口遂合，若未常[2]有所苦者。又有苦腹疾者，其痛异常，医者莫晓。时意谓此药大能止痛，试与饵之。当日下脓二三碗许，痛亦遂止。思察之，乃肠痈也。又一老人，忽胸间发肿，根脚甚大，毒气上攻，如一瓢然，斜插项右，不能转动。遂以此药与服。明日，肿毒既散，余一小瘤如粟米大。又明日，帖然如故无事。又一人发脑，疑此不能救，遂殒于庸医手。次年，其子复苦此疾，与父无异，病状一同。因惩父之失，纵饮酒，服此药，而至不觉大醉，竟日滚卧地上。及至酒醒，病已去矣。又一妇人发乳，㯏肿疼痛，日夜叫声不绝，哀苦之音，皆不忍闻，自谓无复生理。又有一妇人，股间发肿，大如杯碗。服此药，皆脱然如失物。是药济苦者不可记数，姑摭一二以示大略。大抵痈疽之作，无非气

---

[1] 治诸痈疽等疾：原作"治诸痈疽等患"，据目录及上下文义改。
[2] 常：此处当作"尝"字看。常、尝二字，古时常有混用。

血凝滞，风毒壅结，或饮酒食热物过多，房室虚甚，荣卫不调所致。治之不早，则外坏肌肉，内攻脏腑，去生远矣。详味此方，其所用药，皆发散风毒，调理气血，排脓止痛，生肌长肉等药。五毒不试，而坐收疡医十全之功，其可悉述乎。

人参用新罗者，团结重尖滋润者，洗净，去芦，薄切，焙干　当归取川中来者，择大个如马尾状，滋润甜辣者，香芬者温水净洗，薄切，焙干　黄耆用绵者为良，状如箭干者，长一二尺不开叉者，净洗，寸截，槌碎擘如丝状，以盐汤浸透，微火炙酥，再剉，入众药中　芎劳川中者为上，今多止是抚芎，不用。净洗，切，焙干　防风择新香者，净洗，切，焙　厚朴宜用梓州来者，厚而紫，掐之油出者佳，去粗皮，切，姜汁淹壹宿，焙炒　桔梗以有心味苦者为真，无心味苦者荠苨也，切勿误用。洗净，去头，薄切，焙干，入众药　桂宜用卷薄者，古法带皮桂，每两止取贰钱半，用壹两者，当买四两，内取壹两好者。不见火　甘草生　白芷

右十味，选药贵精者，皆取净晒干，极燥方秤。人参、当归、黄耆各贰两，其他七味各壹两。除桂外，一处为末，入桂令匀。每服三钱，渐加至五六钱，热酒调，日各数服，以多为妙。服至疮口合，更服为佳。所以补前损，杜后患也。不饮酒者，浓煎木香汤下，然不若酒力之胜也。或饮酒不多，能勉强间用者，酒调下，并木香汤解酒，功效当不减于酒也。

● **又方**一切恶核、瘰疬、痈疽

治一切恶核、瘰疬、痈疽等病及恶肿。

青木香　沉香　乳香　麝香　升麻　独活　桑寄生　连翘　木通夜干[1]已上等分壹两　大黄伍两

右㕮咀，乃为剉散也，剉令如麻豆大也。每服四钱，水二盏，煎至一盏。已上去滓，取八分清汁，空心热服。半日已上未利，再服，以快为度。或下恶物、未生肉已前，时服不妨，以析毒热之气。或有人使竹沥、芒硝，恐用药之人，不能斟量，是故不载。知者当自相度用之。

---

[1] 夜干：即射干。射，又音 yè，"夜"，则是古人同音借用。

● **又方**治痈疽发背、丹瘆及赤眼

治痈疽，发背，丹瘆赤肿，恶肉，时行热毒变作赤杂，及眼赤痛，生障翳病方。

黄芩　白及　麻黄去节　漏芦真者　白薇　枳壳麸炒，去穰　升麻
白芍药　川当归　川牛膝　甘草已上各贰两　大黄伍两

右为粗末。每服四钱，水一盏半，煎至七分，空心热服。或利一二行。如未利，再服，可加芒硝叁钱。未成者散去，已成者立溃，痈疖药中无如此三方妙绝，余每用济人不少。凡有发痈疖发背等疾，服此二三药。获安之后，宜常服四物汤，交和黄耆建中汤，空心煎服，以御未来，恐疾再作。此虽传甚艰，又兼费财，不秘者，欲天下人安故也。

● **乳香散**治发背内消应于疮毒

治发背内溃及诸恶毒冲心，呕吐，痛疼不可忍，三两服可救一命。应于疮毒痈疽等疾，每日一服，无不除愈。内托毒气，使出及外，不至内攻。

绿豆粉肆两　乳香好者壹两，水中坐，乳碎

右二物，再同碾极细。每服一钱，新汲水调下，水不宜多，要药停在胸膈也。甚妙。

治诸水肿气疾方计叁道

● **治十肿水病**并论病证根源、用药方法[1]

一蒸水，先从左右肋肿，根在肝，药是大戟。

二赤水，从舌根起，根在心，葶苈子。

三黄水，从腹肿起，根在脾，甘遂。

四白水，从脚肿起，根在肺，藁本。

五黑水，从阴外肾也。肿起，根在肾，连翘。

---

[1] 并论病证根源用药方法：原作"并根源证状方法"，据目录改。

六玄水，从面肿起，根在外肾，芫花。

七风水，从四肢肿起，根在骨，泽泻。

八石水，从肾肿起，根在膀胱，桑根白皮。

九蒿水，从满腹肿起，根在小肠，巴豆。

十气水，或盛或衰，根在腹，赤小豆。

右十般肿病，各有根源，种种不同。看十肿病根，除一味用，将九味等分，逐味用制者，依法修治，焙为细末，炼蜜为圆。用赤茯苓汤吞下，不拘时候。其圆如梧桐子大，每日三服，忌盐一百二十日。缘盐能化水故也。然忌鱼鲊、面食，一切毒物及生冷等物，及不得行房事。此病去生甚远，取死将近，或得良医医者。得余此方，慎勿轻贱，虽千金难换，但余欲天下人安故也。用此方获瘥之后，更用后来补药。

⬤ 补药方

肉桂去粗皮[1] 青皮去白 干姜汤洗 莪术醋煮软 川芎 肉豆蔻 鸡心槟榔 桔梗各等分，依法制治

右等分，事治为末。每服三钱，百沸汤点服，空心食前、日午食前、晚食前各一服。前项二方，治水肿病。余见乡人有患水疾，半年后得名医获瘥。余遂百计求此医人，多酬黄白之物，遂得此二方。余试用之，百发百中，获济者无数。世间所有水病方药，无出此二方之右者。余初出《本事方前集》，尚有此《后集》二帙，初深秘之。今见《前集》已盛行于世，此《后集》今亦略传一二。仁者使天下皆得跻尽天年，毋罹枉毙云。

⬤ 治妇人经脉不通即化黄水与水肿类

不通，即化黄水，水流四肢，则遍身皆肿，名曰血分。其候与水肿相类，一等庸医，不问源流，便作水疾治之。非唯无效，又恐丧命，此乃医杀之也。宜用此方，立效。

人参 川当归 大黄湿纸裹二升米下蒸，米熟，去纸，焙干 瞿麦穗 赤

---

[1] 粗皮：原作"皮粗"，据肉桂炮制方法改。

芍药　桂去皮　白茯苓已上各半两　苦葶苈炒，贰分，别研

右为细末，炼蜜圆如梧桐子大。每服十五圆，空心米饮下。渐加二十圆，止于三十圆，无不效者。

治诸泻痢等疾[1]大小便秘附，方计贰拾道[2]

● 治冷热痢疾

莺粟壳[3]贰拾个　白姜叁钱重　甘草伍钱重　艾叶半两

右件咬咀，分作三服。每服入蜜拾文，用水一盏，煎至七分，温服，空心下。

● 治一切痢疾[4]

砒霜　黄丹各等分

右同研细，用黄蜡溶和药末为膏，旋圆如绿豆大。每服三圆，饭饮下。小儿圆如粟米大，饭饮下。忌荤腥。

● 治赤白痢

赤芍药　香附子炒去毛　地榆等分

右三处为末。留心认记，赤痢，用赤芍药末一钱、香附子末半钱、地榆末例用一钱、蜜一匕、水一盏，煎五七沸，空心温服。白痢，香附子末一钱、芍药半钱、地榆一钱、蜜一匕、水一盏，同煮至七分，空心温服。日二服。小儿加减与之。

● 治赤白痢[5]脾胃有积，冷热相搏而成

治脾胃有积，脏腑不宁，冷热相搏，遂成赤白痢疾。不思饮食，腹痛不可忍，并皆治之。

莺粟壳肆两，蜜炙　川当归半两　甘草半两，炙　白芍药　赤芍药　桂

---

[1] 疾：原作"患"，据目录改。
[2] 大小便秘附方计贰拾道：原作"大便秘附"，据目录改。
[3] 莺粟壳：即罂粟壳，亦属古人同音借用。后同不注。
[4] 疾：原无，据目录补。
[5] 治赤白痢：原无，据目录补。

去粗皮　诃子　白善土煅，已上各半两

右为细末。每服五钱，沸汤点服，空心服。或用生姜二片，枣子二枚，同煎至七分，空心服，尤妙。

● **又方**治同上

茱萸　黄连　阿胶　白芍药等分，同炒令焦黄色

右为细末，面糊为圆如梧桐子大。每服三十圆，陈米饮下。小儿十圆。

● **又方**

黑豆伍拾粒　陈皮半两　莺粟壳拾肆个　甘草三寸

右四味，半生半炒。用水一碗，药散四钱，煎至七分，空心温服。尽此一剂，无不效者。

● **治泻痢**

白石脂　干姜等分

右为末，面糊为圆如梧桐子大。每服三十圆，饭饮空心送下。霍乱吐泻，浆水下。

● **治水泻**并赤白痢

草乌大者一两半

右将一半烧灰，一半生用，为末。醋糊为圆如绿豆大，每服七圆。赤痢，甘草汤下。白痢，干姜汤下。水泻，井花水下。并空心服。忌腥臊、热毒、生冷。

● **治大便秘结**

大黑腰枣叁个

右将枣子擘开，去核，水银粉于枣核孔中塞满，湿纸裹煨。用生葱茶清嚼下。

● **治大小便秘结**[1]及肠风疾

治丈夫妇人膈上虚热，肺腑痰壅，调三焦，开胃口，大小便秘结不通及肠风等疾，并皆治之。

---

[1] 治大小便秘结：原无，据目录补。

人参半两　诃梨勒皮生用　大黄蒸，各壹两　麻仁捌钱重

右为末。除出麻仁，研为膏。次入前药，炼蜜为圆如梧桐子大。每服二十圆，空心茶、酒任下。

● 治大便秘结

搜风宽肠。

青皮去白　威灵仙去头，洗，各贰两　大黄壹两，生　大戟壹两　牛蒡子肆两，新瓦上炒

右为末。每服一钱，人实壮每服三钱，蜜酒调下，服毕漱口。

● 治肺脏风毒热壅大便秘

鼻塞口干，大便秘。

枳壳壹两，面炒，去穰　川朴硝壹两　川大黄壹两　牛蒡子半两，炒　芎劳贰分　郁李仁壹两半，汤浸去皮

右为末。每服一大钱，蜜水调下。忌一切热毒等物。

● 五宣散治大小便不通

行滞气。

瞿麦　木通　甘草　虎杖　滑石各等分

右咬咀。每服二大钱，水一盏，灯心数茎，煎至七分，临卧时温服。

● 治大小便秘

经月欲死者。

推车客[1]柒个　土狗柒个。如男子病，推车客但用头，土狗用身；如女人病，土狗用头，推车客用身

右新瓦上焙干，为末。只一服，用虎目树皮向南者浓煎汁调服，经验如神。

● 治赤白痢

罂粟汤壹贴，局中者[2]　加白术半两

---

[1] 推车客：据《本草纲目·蜣螂》，此乃蜣螂之别名。

[2] 罂粟汤壹贴局中者：应该是指《和剂局方》之罂粟汤一贴药的量。方见《和剂局方》卷，由艾叶、黑豆、陈皮、干姜、甘草各二两，罂粟壳四两组成，剉为粗散。原方，每服三钱。

右将白术分作二分，罂粟汤全贴只作一服，煎入白术一半。服毕，再将滓加白术一半，甘草三寸，木瓜三文，同煎又服，立效。

● 治[1]痢药方

石榴皮　陈皮　甘草　川当归　罂粟_{各半两}

右将上件五味㕮咀，用水十盏，煎取三盏，次用下药：

茯苓_{柒钱重}　粉草_{柒钱重}　北枣子_{柒个}

右为末，前煎药汁入此三味，再煎五七沸，去滓，空心温服。甚者不过两剂，小可痢则一剂效。

● 治痢妙应圆

黄丹_{叁钱重}　巴豆_{肆拾玖粒，去油}

右二味，研为末。黄蜡溶开，入药调匀，候冷取出，安瓦合子盛。要用时旋圆如绿豆大，每服四五圆。赤痢，甘草汤下。白痢，干姜汤下。赤白相杂，干姜甘草同煎汤下，可加乌梅同煎。水泻，米汤下。疟疾，桃叶七片揉水，面北，五更初下，发日服。

● 治丈夫妇人一切重痢

救命延年。

黄连_{陆两}　干姜　当归_{川者}　阿胶_{各叁两}

右三件为末。用米醋煮阿胶，令消尽。_{需用则料得醋恰好，不可剩。}将药末搜醋，圆如梧桐子大。每服三十圆，饭饮吞下，甚妙如神。痢方中之魁也。

● 治痢疾

黄连　巴豆_{去壳，各叁两}

右二味和炒赤色，各研为末。以绿豆打糊为圆如绿豆大，作记认，二处安顿。巴豆末作一处圆，黄连末别作圆。白痢，黄连圆二十粒，米汤米沿下。赤痢，巴豆圆字二十粒，用井花水下。

---

[1] 治：原作"极妙"，据目录改。

● **治妇人胎产痢**[1]

胎前、产前、产后赤白痢。

生姜年少者百钱重，年老者贰百钱重，取自然汁　鸭子壹只，打碎，入姜汁内搅匀

右二味，煎至八分，入蒲黄三钱重，煎五七沸，温汤空心服。立效。此二方授于抚州章道人。

---

[1] 妇人胎产痢：原无，据目录补。

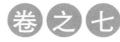

卷之七

治诸痔漏等[1]疾方计叁拾道

● 论五痔病证[2]

大凡五痔，皆因虚惫、恣食五辛五味鸡鱼而成。热毒壅入大肠，津液不通，气血凝滞，久坐，久忍不粪，水冷入河水洗，酒后行房，及暑月行路，坐诸热地，又移坐冷，种种能成斯病。

一者肛肠生肉肾痔鼠奶，或似樱桃，或似大豆，时时出血，又加出脓，名曰鼠奶痔。

二者肛边大乳，痛肿无脓血，名曰酒痔，饮酒便发。

三者肛边努核，疼痛难忍，粪则有血。或因忧愁思虑，冷热不调，无时而发，名曰气痔。或大便涩难，气结不通，下血面黄，食少无味，名曰劳痔。

四者大便后下诸脓血，更加痛涩，肛肠努出，名曰脱肛痔。

五者气攻两肾腧，大便不通，粪血色下赤黑，毒热不消，肛门湿痒，一似虫行，名曰风热内痔。

五痔者因房室大劳，多食鸡鱼陈久之物，即成斯疾也。

● 熏洗痔方

枳壳不拘多少

右为末。每服二钱，水一大碗，砂瓶内煎百沸，先去瓶上坐熏，后却泻出，通手热洗，妙。

---

[1] 漏等：此二字原缺，据目录补。
[2] 论五痔病证：此与上一级标题，原并为"治诸痔疾并论五痔"一个标题，据目录改。

● 治痔下肿痛

枳壳壹两，陈粟同炒令黄，赤粟不用　青木香壹分

右为末。每服二钱，饭饮调下。

● 治痔漏疮方

鸡子壹双，煮熟去黄，取白切，焙　白矾明者如皂角子大，匙上焙过，用叁分

右为末。先用温汤净洗拭干，用纸捻点药，送入疮孔内，立效。一日三易。

● 治痔方

信砒壹两，煅令烟尽　谷精草三钱　白矾壹钱　硇砂叁钱

右为细末。绵块点药扑上，如痔干，可用调傅。

● 治痔疾[1]阻碍大便秘结

治因痔疾阻碍，大便秘结。

牵牛肆两，瓦上炒　青皮贰两，去白　威灵仙贰两，去头　大戟　大黄各壹两

右为末。量人大小，每服一钱二钱至三钱，用蜜酒调下，须用冷熟水漱口。

● 治男子妇人诸般痔漏

黄牛角　狼毒等分

右为末。粪花漏每服一钱，甘草汤下。合官漏，酸醋调一钱。滴珠漏，山栀子三个煎汤下半钱。荣漏，姜汤调下半钱。肠风，米饮下一钱。

● 治痔

神香明者烧灰，多烧则有灰

右一味，烧苦竹沥调傅。

● 治诸痔痛

大蜈蛇壹条　大青州枣三个　白矾壹块如枣大

---

[1]治痔疾：原无，据目录补。

右将蜈蚣、白矾二味为末，用枣肉圆，分作二圆。烧烟，用竹筒透引烟熏痔，妙。

⊙ 治肠风痔漏

赤芍药　官桂去皮　甘草炙，已上等分

右㕮咀。每服二钱，生姜二片，白糖一块，水一盏，同煎至七八分，去滓，空心服。

⊙ 又方治同上

鸡冠花不拘多少

右一味，浓煎汤，每服一盏，空心下。

⊙ 治痔漏此因大肠感风热而生

生砒壹字　水银壹粒如米大　腻粉壹字　真麝一粒如小豆大

右件并入乳钵内研令极细。如痔或有珠子者，将白矾汤净洗拭干，用手捻药，揩在痔肉上，揩得痒时，便是药行。一日二次用，又洗去，五日后住药见效。如或有孔，即用纸捻子引药送入，令彻其内，更用纸塞孔。前一日两次使药，自能生合。

⊙ 治肠风[1]痔漏

不问有头无头，定三日安。

藜茵[2]烧灰半两　皂角针只用针，不用皮条，炒，贰钱　天麻半两　干姜半两　莲子草壹两　真麝半钱　橘子硫黄壹两　明矾壹两　苦瓜蒌壹个大者

右将瓜蒌开孔如小钱大，入矾并硫黄在内，却将元掩合定，藤纸糊却，瓦罐子盛，坐砖上，炭火煅令烟尽为度。瓶内闭死，候冷取出，研细。同前六味药末和令匀，炼蜜圆如梧桐子大。每服十圆至十五圆，空心温酒下，日三服。三日见效。忌油面、腌藏、牛马肉、鱼腥、生冷、行房、行远、劳力，一切忌之。

---

[1] 风：原脱，据目录补。
[2] 藜茵：按《普剂方》卷二九七引《本事方》"治风肠痔漏，不问有头无头，定三日安"，此药为"藜芦"。录以备参。

● **圣方痔药**

白矾　血俞[1]　石竹各半两　胡椒贰拾粒

右用瓦罐盛，泥固济，猛火煅通红，取出，去泥用药。细研为末。五更时，用不语津[2]调付痔头上，不过三服，效。

● **治肉痔**大肠头痛

仙茅　白术　石卷柏各壹两　郁李仁叁钱

右件为末。每服一钱，薄荷酒下。

● **治痔方**

白矾　乳香各壹两　泥矾少许

右为末，用好醋二升熬成膏，痔上点之，效。

● **治痔方**痔头疼痛，有疮脓水

不止方。

朱砂　砒石半钱　麝好者贰分　巴豆壹粒，去油　安息香壹分　阿魏壹分，面裹煨熟

右为末，蒸饼为圆如绿豆大。每服空心枳壳汤下一圆，不过十日，取效。

● **理痔方**

五灵脂四钱　腻粉半两　麝香叁拾文

右研为末。先用甘草汤洗，后用津唾调抹痔上，痔湿则干扑。

● **熏痔方**

官桂伍钱　蛇床子半两　蛇退壹条

右为末。每用一钱，汤煎熏洗。

● **傅痔方**

斑猫拾个　轻粉半钱　马牙硝叁拾文　好红椒壹钱　黄皮半钱

---

[1] 血俞：《普济方》卷二九五"痔漏门"引"《圣惠方》痔药"作"血馀"，说明该书作者认为"血俞"为"血馀"之误。然《圣惠方》无此方，无法提供旁证。"血俞"也不排除是"血地榆"的简称之误。地榆外黑内红，后世有红地榆之别名，且为痔病要药。录之备参。民国《普济本事方续集》注血俞："即蛞蝓。"不明所据。
[2] 不语津：指睡醒不言语时口中的唾液。

右为末。先用皂角、荆芥洗令净，拭干。用麻油调药傅。

◉ 收痔方

白敛　白及各壹两　黄皮贰两

右为末，入轻粉、麝香各少许，麻油调傅，立收了。此药不能去根，但缓急展限而已。

◉ 治肠风痔漏

鲫鱼壹个

右将鱼破开，去尽肠，入白矾令满，瓦上烧过。并为细末，用鸡毛卷药傅之，立效。

◉ 治肠风痔漏

大黄　当归川者　苦参　牙皂去皮

右等分为末，醋糊圆如梧桐子大。每服二十圆，空心温酒下。

◉ 治痔疾肠风[1]

半夏汤泡洗七次　黄耆　枳壳去穰

右为细末，姜汁糊圆如绿豆大。每服三十圆，温酒空心下。

◉ 治痔漏下血

治痔漏下血[2]不止及收痔。

城市河中水

右一桶水，脱衣，坐水中频洗即止。痔亦可不过三五次，立效。

◉ 治诸痔疾

涂杉　朴硝　大黄　侧柏各等分

右㕮咀，瓦罐内煎二十沸，安身于罐上坐，熏其痔疾，堪下手则洗之，效。

◉ 又方治同上

枳壳　甘草　荆芥　香附子炒去毛

[1]治痔疾肠风：此方三药原书均未出剂量。
[2]治痔漏下血：原脱，据目录补。

右各等分，为细末。每服二钱，米泔调下，甚妙。此方乃吴知府宅方。

● 治肠风痔漏

穿山甲_{壹两，火煅焦烟}　麝香_{壹钱}

右为末。每服一钱，空心饭汤下。

● 熏痔方

鼠郎[1]皮

右一味，瓶内烧烟，坐身于瓶口熏，三五次除根。

● 又方

右用降真香烧烟熏，妙。

---

[1] 鼠郎：据主治及用药法，此方当为《圣惠方》卷九二猬皮熏痔方，唯用药不同。"鼠狼"确可用于治肠风脏毒痔漏，此可见于《杨氏家藏方》卷一三"千金散"，然用药法迥异。故此方"鼠郎皮"似为"猬皮"之误。

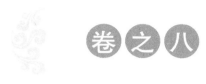

卷之八

治[1]打扑伤损等疾_{方计壹拾贰道}

◉ 治打扑伤损

川乌　草乌_{各壹两}

右为末。用生姜汁调作掩子，贴损处，又线缚定。

◉ 治打损接骨方

接骨木_{半两，乃蒴藋是}　好乳香_{半钱}　赤芍药　川当归　川芎　自然铜_{各壹两}

右件为末，用黄蜡四两溶入前药末，搅令匀，候温软，众手圆如大龙眼大。如打伤筋骨及闪拗着疼痛不堪忍者，用药一圆，好旧无灰热酒一盏浸药，候药溃开，承热呷之，痛绝便止。若大段伤损碎折，先整了骨，用前药贴了，然后服此。表里两次，无不效者。此二方是一副，不可分开。余得之，费数十缗，今不敢秘。

◉ 治打扑伤损

草乌_{伍两}　没药_{叁钱}　自然铜_{半两}　青皮_{贰两}　苦丁香_{拾个，甜瓜蒂是}

右为末。每服二钱，用温无灰酒调吃。黑水牛肉、萝卜只得使盐。此二物之外，并皆忌之不得吃。

◉ 治打扑伤损_{定痛[2]。}

木瓜　术　蜜陀僧_{等分}

右为末。入面少许，调作糊，贴痛处。

---

[1]治：此后原有"诸"字，据目录删。
[2]定痛：原后有"掩"字，据目录及文义删。

● 又方

草乌　白姜蚕[1]　苍术_{等分}

右为末，姜汁调贴痛处。

● 治打扑内损_{筋骨疼痛}

没药　乳香　芍药　川椒_{去子及闭目者}　川芎　当归_{各半两}　自然铜_{叁钱半，炭火烧}

右为细末。用黄蜡二两溶开，入药末，不住手搅匀温，圆如弹子大。每服一圆，用好酒煎开消尽，乘热一服。吃尽看那痛处，向痛处卧霎时。服三五圆，立效。

● 治打扑伤损

生葛根

右一味捣烂，用米醋调开，摊痛处，绵缚定。

● 又方_{治同上}

右野柳树根，细杵，用米醋调开，摊痛处。

● 又方

右柑橘叶、白酒糟，杵细，缚痛处。或大段痛，用火烧地令红，用醋并米泔泼地上，急铺荐，患人去荐上卧，蒸出汗。内则服药，外则贴掩，则易安。

● 治打扑_{伤损筋骨}

右夜合树皮肆两，炒干，末之。入脑、射、乳香各壹钱重。每服三大钱，温酒调，不饥不饱时服。

● 治刀箭伤_{血出骨折}

血出不止，并骨折。

槟榔_{壹个}　木香　胡黄连_{各叁钱重}

右为末。傅疮口上，血立止，又接得骨。

---

[1] 白姜蚕：即白僵蚕的异写。

● **左经圆**治筋骨诸疾

手足不遂，行动不得，遍身风疮。

草乌白者，去皮、脐　木鳖子去壳，研　白胶香　五灵脂已上各三两半
川当归[1]　班猫百个，去翅、足，醋煮

右为末。用黑豆去皮，生杵取粉壹斤，醋糊共搜，杵为圆如鸡头
大。每服一圆，温酒磨下。筋骨疾，但未曾针伤灸损者，三五服立效。
此药曾医一人，软风不能行，不十日立效。专治心、肾、肝三经，通小
便，除淋沥，通荣卫，滑经络。此方传自净因寺圣僧处，得之大有
奇效。

● **治打扑伤损**肿痛伤风

天南星　半夏　地龙各等分

右为末，用生姜薄荷汁调，贴痛处。

治诸寒疟等疾方计玖道

● **治脾胃有积成疟**[2]

久不克化，或元有此证，遂成寒疟之疾，或先寒后热，或先热后
寒，或但热不寒，或但寒不热，或头疼谵语，除伤寒之外，是疟疾者，
并皆治之。

人参　木香　官桂　白术　茯苓　黄连　附子　柴胡　黄耆　厚朴
甘草　麻黄已上各叁钱重　肉豆蔻拾个　槟榔伍个

右㕮咀。每服三大钱，水一盏，生姜三片，乌梅一个，同煎至七
分，入酒少许，又煎三五沸，温服。此药兼治虚弱之人。

● **又方**治同上

白姜　良姜半炒半生，各半两　穿山甲叁钱重，炮

---

[1] 川当归：原书无剂量。
[2] 成疟：原无，据目录补。

右为末。每服二钱，猪肾酒调下。

● 治久患劳疟

柴胡　恒山_{各壹两}　秦艽　甘草_{各半两}

右㕮咀。每服五大钱，酒水各一小盏，童子小便半盏，同煎至五分，当发日五更初，面北服。

● 治久疟久痃

川乌_{大者贰个，生，去皮脐}

右为末。每服一大钱，水一碗，枣七个，煎至七分，五更时冷服。

● 又方_{治同上}

粉霜　朱砂_{各一钱重}　绿豆粉_{七钱重}

右件为末，糊为圆如绿豆大。服一圆，冷水，五更时冷服。

● 灭疟丹

螺青　硫黄　官桂　白矾　巴豆_{去油，各等分}

右件药，取五月五曰为末，面南用粽子角为圆如梧桐子大。每服一圆，用新绵裹，男左女右耳内安，发日用之。

● 又方

良姜　白姜_{各等分}

右二味，火上煅留性，为末。每服三钱，雄猪胆一个，酒一盏，温，和胆汁调下，立效。

● 治寒疟劳疟

鳖甲_{不拘多少}

右一味，醋炙令黄，为末。每服二钱，温酒调下，空心、食前及临卧时各一服。

● 治疟疾

大蒜_{壹头，分开四片}

右每一片内入巴豆肉一粒，湿纸裹，煨熟，去巴豆，研入黄丹为圆如鸡头大。每服一圆。先发寒，用桃枝七寸东向者煎汤，发日五更面北服。如先发热，用冷水送下。未全安，次发又可进一服，即除根。

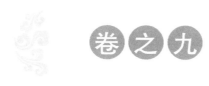

卷之九

治肠风酒痢诸疾[1]方计壹拾陆道

● 治肠风泻血

牵牛_{伍两}　牙皂_{叁两不蛀者}

右二味，水浸三日后，除皂角。将酒一升煮令干，焙，为末，炼蜜圆如绿豆大。每服七圆，空心温酒下，空心、日午、夜卧各一服。或转下黄物，不妨。病可后，常每日服五圆，饭饮送下。

● 又方_{治同上}

皂角树上莘[2]

右新瓦上焙干，为末。每服一钱，温酒下。

● 治大肠出血[3]_{丈夫泻血，妇人血崩}

溃入大肠出血。

豆蔻　槟榔_{各炒紫色}　莺粟壳_{烧灰}

右三味等分，不拘多少，为末。每服二钱，饭饮调下，空心服。

● 治肠风下血

核桃壳　茧退　皮鞋底　赤鸡冠花_{各等分}

右四味烧灰，为末。每服一钱，温酒调，空心下。

● 治肠风

小赤豆_{壹升}

右一味，瓦上炒令黑色，为末。每服三钱，粥饮调下，日三服，各

---

[1] 治肠风酒痢诸疾：原作"治诸肠风酒痢等疾"，据目录改。
[2] 莘：《普济方》所引同此，《医学纲目》《本草纲目》均引作"蕈"。
[3] 大肠出血：原无，据目录补。

饭前服。

● 又方

瓜蒌三个

右一味，烧灰留性，为末。每服三钱，米汤调，空心下。

● 又方

右蕨菜花不以多少，文武火焙干，为末。每服三钱，饭饮调下。

● 又方

金星草叁两　陈干姜叁两

右为细末。每服一钱，新汲水调下，空心。

● 治肠风

绵瓜不拘多少，一名蛮瓜，一名天罗，又名天丝瓜，其实皆绵瓜也

右一味，烧灰存性。温酒调二钱，空心下。

● 治肠风并脱肛及有血

蛇床子不拘多少

右一味，炒，为末。去大肠脱垂处贴，立收，妙甚。

● 治肠风及脱肛不收，有血下

不蛀皂角伍茎

右一味，捶碎。水一碗，揉令皂角消尽，绢二重滤过，取十分清汁。将脱肛肠浸在药水中，其肠自收，不用手荡。如大肠收了，更用汤烫其腰肚上下，令皂角气行，则不再作。三次烫。

● 治肠风

五倍子　白帆各半两

右为末，顺流水圆如梧桐子。每服七圆，空心饭饮下，忌酒。

● 治肠风脏毒

丈夫妇人皆治。

大蒜贰头，纸裹煨熟，研成膏　淡豆豉贰合，水润，去皮，研成膏

右同为圆。每服二十圆，米饮送下，空心。

⦿ 治肠风脏毒酒痢

下血。

黄连　生姜

右二味，煎汤下二气丹[1]，次服五槐圆，圆方于后。

⦿ 五槐圆治同上

五倍子　槐花尘者　百药煎好者，各等分

右焙干，为末，酒糊为圆如绿豆大。每服二十圆，空心米汤下，日三服。

⦿ 又方

川当归　枳壳　侧柏叶　尘槐子　芍药　百草霜各壹两

右剉，同一处炒令烟微起，末之。每服二钱，空心温酒调下，日午米汤调下，各饭前服，甚妙。

治寸白虫诸疾[2]方计玖道

⦿ 取寸白虫

锡灰壹两　木鳖壹两　芦荟贰拾文　黄丹拾文　轻粉拾文

右为末，猪膏油圆如绿豆大。先斋一日，晚莫吃饭，次早五更，温水吞下，分作二服。

⦿ 又方

锡灰拾文

右为细末，用枣肉为圆如梧桐子大。只作一服，先斋一日，次日五更，先吃烧炙淡猪肉一片，次用温水送下。

⦿ 又方

右生艾叶细杵，井花水解，取汁一盏。五更初，先吃炙猪肉一片，

---

[1] 二气丹：本书末见"二气丹"。《和剂局方》卷五载"二气丹"，由硫黄、肉桂、干姜、朱砂、附子五味组成，助阳消阴，正气温中。录以备参。

[2] 治寸白虫诸疾：原作"治诸寸白虫等患"，据目录改。

次服艾汁，巳时下了。

● 治寸白虫

右新生榧子，五更初，吃半升许，其虫去根。

● 取寸白虫

芜荑_{拾文} 鸡心槟榔_{贰个} 榔牙草[1]_{半两} 雷丸_{叁文} 轻粉_{少许}

右为末。每服二大钱，四更时茶清调下。_{隔夜点取茶，四更时取清。}

● 取[2]寸白虫方

巴豆_{柒粒，去壳，出油} 皂角_{去皮，取末壹钱}

右用京墨磨醋，糊为圆如绿豆大。只作二服，五更初，橘皮汤下。

● 取寸白虫方

苦绵瓜子_{不以多少}

右研为末。每服二钱，好酒半盏，空心调服。

● 取寸白虫方

画粉 蜜陀僧_{各等分}

右为末。每服二钱，用麻油调服，空心下，顷刻成涎取下。

● 又方

定粉[3]

右细研。每服一钱，生麻油调，五更服，晚取下。

治妇人诸疾_{方计叁道}

● 治妇人血脉不调_{寒热劳倦}

往来寒热，状似劳倦。

川当归 川芎 甘草 黄耆 桂_{去粗皮，已上各壹两} 熟地黄_{壹两半}

白术_{半两} 白芍药_{贰两} 柴胡_{半两} 阿胶_{半两}

---

[1] 榔牙草：据其音及效，当为狼牙草，即今仙鹤草。
[2] 取：此前原有"摧"字，据目录删。
[3] 定粉：在《证类本草·粉锡》引《药性论》云"胡粉，使，又名定粉"。

右为细末。每服五钱，枣子一枚，水一盏半，煎一盏，空心温服。白汤点服亦得。常服不生带下，调血脉，养子宫，终身无病。

◉ **治月候不匀**[1]崩中损娠，久无子息

妇人冲任虚损，月候不匀，或来多不断，时复淋沥，或过月不来，或房中去血过多。又治损娠，小腹急痛，发热下痢，手心烦热。又治久无子息，并宜服之。

吴茱萸叁两，去闭目者，沸汤洗净三次　麦门冬去心，伍两　半夏各贰两半，制　川当归　芎藭　人参　芍药　牡丹皮　桂去粗皮　阿胶炒　甘草炙，已上各壹两

右为判散。每服三钱，水一盏半，生姜五片，煎至八分，去滓，热服，空心食前。

◉ **治妇人赤白带下**

龙骨半两　舶上硫黄叁钱

右为末。每服半钱，无灰旧酒，空心调服，三服。不问远年日近，尽令痊效。

---

[1] 月候不匀：原无，据目录补。

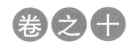

治小儿诸疾方计壹拾捌道[1]

● **治十种丹毒**并形候方法[2]

小儿十种丹瘤肿毒，所起形候并方法。

一、飞灶丹，从顶头起肿光，用葱白研取自然汁涂。

二、吉灶丹，从头上红肿痛，用赤小豆末，鸡子清调涂。

三、鬼火丹，从面起赤肿，用灶心土，鸡子清调涂。

四、天火丹，从背起赤点，用桑白皮末，羊脂调涂。

五、天灶丹，从两臂赤肿黄色，用柳木烧灰，水调涂。

六、水丹，从两胁虚肿，用生铁为末，猪粪调涂。

七、胡次丹，从脐上起黄肿，用槟榔为末，米醋调涂。

八、野火丹，从两脚赤肿，用乳香末，羊脂调涂。

九、烟火丹，从两脚有赤白点，用猪槽下土，麻油调涂。

十、胡漏丹，从阴上起黄肿，用屋漏处土，羊脂调涂。

右此十种丹毒，变易非轻，治之或缓，能终不救。余不惜是方，能逐一仔细辨认，依此方法治之，万不失一。如经三日不愈，攻入脏腑，则终不可救，不可缓也。

● **保命丹**治小儿急慢惊风

四肢逆冷，眼张口噤，涎口不止。

虎睛壹对，将瓦上安之，又以豆盖定，漫火逼干　箭头朱砂半两　蜈蚣贰

---

[1] 方计壹拾捌道：原脱，据目录补。
[2] 十种丹毒并形候方法：原无，据目录补。

条，去头、尾、赤脚者，半钱　全蝎半钱　天麻壹分　麝半钱

右为细末，炼蜜为圆如绿豆大。瓦罐贮之，又入脑、麝窨定。急惊风，薄荷蜜汤化下。慢惊风，薆荷汤化下。各叁圆，更量儿大小加减与之。些少惊悸，亦可服之。

● **又方**治同上

赤脚蜈蚣壹条，去头、尾　蝎稍半钱　草乌尖柒个　半夏叁个

右焙干，为末。入麝香叁拾文，轻粉半钱匕，用生姜自然汁圆如绿豆大。每服三圆，金银薆荷汤化下。次用生朱砂调涂病儿脚中心，妙。

● **治小儿毒气攻腮**肿赤可畏者

皂角贰两，去核　天南星贰钱，生用　糯米壹合，为末

右为细末，姜调涂，立效。

● **治小儿惊风**

茯苓　甘草　朱砂　青黛　腻粉

右各等分，入麝少许。每服壹钱，蜜水调下。

● **治小儿惊热**

蝎柒个　天南星取心为末，壹钱　人参　蛇退各三钱重

右为末。薆荷蜜汤调下[1]。

● **治小儿风毒**

白牵牛壹两半，炒　大黄叁钱重　青皮　甘草　朴硝各壹钱重

右为末。每服壹钱，砂糖水调下。

● **治小儿遍身浮肿方**

黑牵牛叁两，炒　青木香　青皮　防风　槟榔已上各壹两

右为末，面糊为圆如芥菜子大。每服二十圆，桑白皮汤下。

● **治小儿消毒顺气饮**

人参　茯苓　甘草　升麻已上各等分

右为细末。每服半钱，生姜一片，枣子半个，水半盏，煎至一大呷

---

[1] 调下：此后脱每服用量。

许，温服，不计时候。

● 治小儿吐泻

不止。

龙骨_{火烧留性} 滑石 定粉_{各等分}

有为末。每服壹钱至贰钱，熟水调下。

● 治小儿痫疾

天南星

右一味，炮烈，出火毒，去黑皮，不拘多少，为末。每服半钱，生姜薄荷蜜酒调下。

● 治小儿疳积_{黄瘦吐食}

川乌_{壹钱重} 定粉_{叁钱重} 艾灰_{贰钱重} 龙骨_{贰钱重}

右为末，滴水为圆龙眼核大。作饼子，每服一饼，饭饮磨下。

● 秘方芦荟圆_{治小儿疳积}

芦荟 荆芥 黑牵牛 青皮_{各等分，事治}

右精细事治炮制，为末，面糊为圆如大粟米大。儿一岁以下一圆或二圆，亦不妨自加减与之。

● 雌黄圆_{治小儿癫痫}

治小儿颠痫欲发，眼暗瘢疵，声恶嚼舌。

雌黄 黄丹_{各壹两，微炒} 麝香_{壹钱，乳}

右为末，拌令极匀。用牛乳汁半升熬成膏，入前件药末，杵三五百下，圆如绿豆大。每服三圆，温热水下，一日三服。此方得自于明医之家，后余尝传与一贫医，因是药，医道大行。

● 治小儿惊风积热

全蝎_{柒个，去毒} 蝉退_{贰拾壹个} 甘草_{半两，炙} 天南星_{大者一枚，炮令香}

右为末。每服半钱，水半盏，薄荷七小叶，煎至七分，温服。

● 治小儿惊热

寒水石_{贰两} 甘草_{壹两} 马牙硝_{肆钱重} 朱砂_{壹分}

右件为末，令极细。次入脑、麝各叁拾文，炼蜜搜，和圆如龙眼核大，用瓷罐盛之。每服壹圆或半圆，量儿大小强弱与之。薄荷汤候冷调下。

◉ 治小儿哮喘

黄丹　砒霜

右各生用为末，用枣肉为圆如麻子大。每服叁圆，临睡冷茶清下。

◉ 治小儿赤热肿眼

川大黄　白矾

右二味等分为末。用冷水调作奄子，贴眼上，立效。

治杂病诸方[1] 方计捌道

◉ 治骨鲠

白茯苓

右一味，临时细切，研为末，以所鲠骨煎汤调下。

◉ 治[2]面生赘瘤方

右用艾圆灸十壮，即用醋磨雄黄，涂纸上，剪如螺蛳奄子大，贴所灸处。更用膏药重贴，二日一换。候痒挤出脓如绿豆粉，即愈。

◉ 治盗汗

威灵仙　甘草各半两

右为末，每服三钱，温酒调下。

◉ 治盗汗外肾湿

人参一钱重　苦参三钱重　龙牙草三钱重　麻黄根三钱重

右件为末，炼蜜圆如绿豆大。每服三十圆，烧麸汤下。

◉ 治脚汗

白矾　干葛等分

---

[1] 治杂病诸方：原作"治诸杂病等方"，据目录改。
[2] 治：此后原衍"果报"二字，据目录删。

右二味为末。每服半两，水三碗，煎十数沸，热洗。逐日一次，经三五日自然无。

● 治疗不以新久方

白芜荑壹两　槟榔　吴茱萸各半两　硫黄贰钱重，别研

右为末，麻油调，抓破揩。载兖州公使库本。

● 宣积方[1]手心握药便通

巴豆　干姜　韭子　良姜　硫黄　甘遂　白槟榔各等分

右为末，研饭为圆如绿豆大。用时早朝，使椒汤洗手了，麻油涂手掌口，握药一粒，移时便泻。止即以冷水洗手。

● 宣积药

巴豆乙百粒，去壳，水洗四十九次　五灵脂　白姜　赤茯苓各壹两

右为末，用醋糊圆如绿豆大。每服五圆，冷茶清五更初服。或欲泻止，冷水洗手、面、脚三处，立住。

---

[1] 方：原脱，据目录补。

方名索引